DES

MANIFESTATIONS CARDIAQUES

DANS

L'ÉRYSIPÈLE DE LA FACE

PAR

Le Dr A. SEVESTRE,
Ancien interne lauréat des hôpitaux de Paris,
Membre titulaire et secrétaire de la Société anatomique.

PARIS
ADRIEN DELAHAYE, LIBRAIRE-ÉDITEUR
PLACE DE L'ÉCOLE-DE-MÉDECINE

1874

DES

MANIFESTATIONS CARDIAQUES

DANS

L'ÉRYSIPÈLE DE LA FACE

PAR

Le Dr A. SEVESTRE,
Ancien interne lauréat des hôpitaux de Paris,
Membre titulaire et secrétaire de la Société anatomique.

PARIS
ADRIEN DELAHAYE, LIBRAIRE-ÉDITEUR
PLACE DE L'ÉCOLE-DE-MÉDECINE

1874

A LA MÉMOIRE

DE MA MÈRE ET DE MA GRAND'MÈRE

A MON PÈRE

A MA FAMILLE

A MES AMIS ET MES COLLÈGUES DE L'INTERNAT

A MES MAÎTRES DANS LES HÔPITAUX :

M. POTAIN,

Médecin de l'hôpital Necker.
(Externat 1866, hôp. Necker.)

M. GOSSELIN,

Profes. de clinique chirurg. à la Charité.
(Externat 1867, Pitié.)

M. CAZALIS,

Médecin honoraire des hôpitaux.

M. DEMARQUAY,

Chirurgien de la Maison munic. de santé.

(Internat provisoire 1868, Maison de santé,)

M. A. GUÉRIN,

Chirurgien de l'Hôtel-Dieu.
(Internat 1869, Saint-Louis.)

M. CUSCO,

Chirurgien de l'Hôtel-Dieu.
(Internat 1870, Lariboisière.)

M. OULMONT,

Médecin de l'Hôtel Dieu.
(Internat 1871, Lariboisière,)

M. JACCOUD,

Médecin de l'hôpital Lariboisière.
(1868 ; internat 1872, Lariboisière.)

M. FAUVEL,

Médecin de l'Hôtel-Dieu.
(Internat 1873, Hôtel-Dieu).

MM. BARTH, BEAUMETZ, CORNIL, DESNOS, DUBRUEIL, DUGUET, LANCEREAUX, LANNELONGUE, MOLLAND, RAYNAUD, TILLAUX, WOILLEZ.

DES

MANIFESTATIONS CARDIAQUES

DANS

L'ÉRYSIPÈLE DE LA FACE

AVANT-PROPOS

L'étude des manifestations viscérales dans les maladies fébriles occupe maintenant dans l'histoire de ces affections une place importante. Les notions nouvelles sur la constitution et sur les altérations du sang, les résultats fournis par un examen complet des malades et par des recherches anatomo-pathologiques précises ont été le point de départ de travaux fort intéressants sur la variole, la fièvre typhoïde, etc. L'érysipèle a également attiré l'attention des médecins; néanmoins, il reste encore sur ce sujet beaucoup de lacunes que n'ont réussi à combler, ni les travaux spéciaux, ni les discussions de la *Société de Chirurgie* (1872), ou de la *Société médicale des Hôpitaux* (1873). En effet, si les lésions de la peau dans l'érysipèle sont aujourd'hui bien connues, on n'a point encore déterminé avec précision la part que prennent les organes internes à cette affection.

Le souvenir de quelques faits observés dans le cours de mon internat me suggéra l'idée de faire des recherches dans ce sens; mais, lorsque j'eus commencé à étudier le sujet, je m'arrêtai bientôt, effrayé par l'immensité de la tâche et je résolus de me borner à l'étude des manifestations cardiaques. Je fus du reste encouragé dans cette voie par les conseils de mon éminent maître, M. Jaccoud, qui m'avait enseigné à examiner le cœur dans l'érysipèle, aussi bien que dans les fièvres éruptives et le rhumatisme.

La lecture de nombreux travaux publiés sur l'érysipèle ne me fournit que quelques renseignements fort peu importants, et je craignis d'abord de ne pouvoir m'appuyer que sur des observations personnelles nécessairement peu nombreuses; je dois à M. Jaccoud la connaissance de quelques autres faits; enfin quelques-uns de mes collègues voulurent bien, sur ma demande, faire l'examen du cœur chez leurs malades affectés d'érysipèle, et purent ainsi me communiquer plusieurs observations fort intéressantes. Je les remercie cordialement de leur bienveillant concours.

C'est sur ces matériaux que j'ai presque exclusivement basé mon travail. Les recherches bibliographiques que j'ai faites ne m'ont donné en effet que des résultats insignfiants; car il est extrêmement rare que le cœur des malades atteints d'érysipèle ait été examiné, soit pendant la vie, soit après la mort. L'une des observations les plus importantes, et je dirai même la seule qui ait de la valeur, est celle de

M. Gubler, que M. Martineau publia en 1866, dans sa thèse d'agrégation *sur les endocardites*. Quelques mois après, M. Duroziez rapportait dans la *Gazette des Hôpitaux* plusieurs faits d'érysipèles, dans le cours desquels il avait observé un souffle cardiaque.

Mais ces faits avaient été recueillis chez des individus ayant tôt ou tard été affectés de rhumatisme, de variole, de scretch fever ; ils étaient d'ailleurs très incomplets, et, en somme, fort peu concluants ; aussi l'on comprend la défiance avec laquelle ils furent accueillis par M. Daudé, M. Raynaud et tous les auteurs qui se sont occupés de la question. De son côté, M. Martineau, en reproduisant l'observation plus probante de M. Gubler, faisait aussi les plus grandes réserves. L'existence des manifestations cardiaques dans l'érysipèle, un moment discutée, retomba donc dans l'oubli ; en fait, M. Jaccoud était le seul à signaler l'importance de ces phénomènes, et il y revenait avec insistance dans ses leçons à l'hôpital et dans son traité de pathologie (1) ; enfin, au mois de juin 1873, il publiait dans la *Gazette hebdomadaire de médecine*, une note spéciale sur ce sujet (2).

Du reste, si, remontant dans l'histoire de l'érysipèle, on cherche cette notion des manifestations cardiaques, c'est tout au plus si l'on retrouve quelques cas isolés

(1) Traité de path. interne, t. I, p. 521, et t. II, p. 719. — Clinique méd. de l'hôp. Lariboisière, p. 786.

(2) « Les cas se sont multipliés, et, chaque année me fournissant plus ou moins riche son contingent de faits, j'ai pu sans témérité repousser l'idée d'une simple coïncidence et me dégager aussi de ces sages hésitations que doit imposer à tout observateur l'interprétation d'un complexus pathologique nouveau. ». (*Gaz. hebd.*, 20 juin 1873.)

et fort incomplètement observés. Quelques auteurs parlent bien de la fixation de l'érysipèle sur le cœur; mais lorsqu'on lit avec attention ce qu'ils disent de cette prétendue lésion érysipèlateuse du cœur, on voit que le plus souvent il s'agit de toute autre chose. Et, pour n'en citer qu'un seul, celui qui, du reste, est le plus explicite à cet égard, voici ce que dit J.-P. Frank (1) :

« Les anciens ont admis un érysipèle interne, occupant la surface des viscères; les modernes révoquent en doute son existence. Cependant nous avons vu l'encéphalite, l'otite, la péripneumonie, l'entérite et les différentes espèces d'inflammation se terminer par l'apparition d'un érysipèle à la surface de la peau; nous avons vu la phlogose érysipélateuse se propager, sans quitter son premier siége, des parties génitales externes au vagin et à l'utérus, de la face à la gorge, à la trachée-artère, aux poumons et aux organes intérieurs. L'autopsie cadavérique nous a appris que les inflammations de l'urèthre, de la vessie, du vagin, de l'utérus, des ovaires, des intestins, de l'estomac, du foie, de la plèvre, des bronches, du *péricarde*, du *cœur* même et des *gros vaisseaux*, des méninges enfin et de la substance cérébrale, étaient beaucoup plus souvent érysipélateuses que phlegmoneuses. »

Certes, on pourrait penser, d'après cela, que Franck a parfaitement vu des lésions du cœur dans l'érysipèle; on le croirait plus encore, peut-être, après avoir lu l'article consacré à la cardite (p. 191).

« Nous avons souvent rencontré l'inflammation du péricarde, mais notre mémoire ni notre journal ne nous fournissent aucun exemple d'inflammation du cœur même, excepté d'une phlogose superficielle érysipélateuse, inégalement disséminée à la surface de cet organe...... Un malade nous a présenté une phlogose érysipélateuse avec rougeur foncée de tout le système artériel et veineux. » (P. 192.)

Or, si l'on examine cette observation, on s'aperçoit

(1) J. P. Franck. Traité de médecine pratique, traduction Goudareau, 2e éd. Paris, 1842, t. I, p. 240.

que ce malade, qui a présenté une *phlogose érysipélateuse.....* n'avait jamais eu d'érysipèle. Ce que je viens de dire de Franck pourrait s'appliquer à beaucoup d'autres auteurs; aussi, je n'irai pas plus loin dans cet aperçu qui ne peut vraiment pas s'appeler historique. Je ferai seulement remarquer que, sous la dénomination d'érysipèle, les anciens auteurs ont confondu, avec la maladie de ce nom, certaines affections cutanées fort différentes (et par exemple le zona) et, d'autre part, que pour eux le mot d'*inflammation érysipélateuse* ne signifiait le plus souvent rien autre chose qu'*inflammation superficielle*. C'est dans ce sens que le mot d'endocardite érysipélateuse a été employé par M. Bouillaud (1). « L'endocardite légère peut être jusqu'à un certain point, comparée à l'érysipèle simple, tandis que l'endocardite intense serait une sorte d'érysipèle phlegmoneux... Cette forme phlegmoneuse se rencontre bien rarement dans l'endocardite qui peut accompagner les maladies connues sous les noms de fièvres typhoïdes et fièvres éruptives. C'est particulièrement la forme érysipélateuse que l'on observe dans ces cas. »

L'histoire de l'érysipèle a été quelque peu embrouillée par cette confusion dans les termes, et le mot d'*érysipèle interne* n'a pas peu contribué à la confusion. C'est en effet sur ce mot qu'ont discuté et que discutent encore beaucoup de médecins, oubliant que l'observation doit toujours primer l'interprétation. Ce principe sur l'importance duquel insiste avec tant de

(1) Bouillaud. Traité clinique des maladies du cœur, 1841, t. II, p. 372-373.

raison mon excellent maître M. Fauvel (1), est en effet trop souvent perdu de vue. Or, les faits nous montrent que, dans l'érysipèle, et, en même temps que l'éruption sur la peau, on peut observer des lésions des poumons, du foie, des reins, etc... Enregistrons ces faits, et si l'interprétation qu'en donnent quelques auteurs ne nous satisfait point, gardons-nous de les rejeter. Aussi lorsque chez des malades affectés d'érysipèle, je constate des altérations du système cardiaque, je ne me crois pas pour cela autorisé à admettre un érysipèle interne (du cœur), dans le sens qui a quelquefois été donné à ce mot ; je me contente de dire que j'ai observé dans l'érysipèle des manifestations du côté du cœur.

Ces manifestations cardiaques sont de deux ordres : Les unes se caractérisent par des altérations qui portent sur l'*endocarde* ou le *péricarde*. Ce sont celles-là que j'aurai surtout en vue, et c'est par elles que je débuterai dans cette étude. Je passerai ensuite à l'examen des faits de lésions du *myocarde*, lésions plus ou moins analogues à celles qu'on observe dans les fièvres graves et dans les cas où la température fébrile a atteint un degré élevé. Puis, après avoir étudié ces deux variétés de manifestations cardiaques, j'essaierai dans un dernier chapitre d'établir leur signification et leur valeur.

(1) L'esprit scientifique étudie les faits, il les accumule, les pèse, les compare, et, sans parti pris, il en tire les conséquences. L'esprit scientifique n'établit pas d'emblée une doctrine ; il procède lentement, constate les faits acquis et les pose comme des assises solides qui, plus tard, quand les points encore obscurs seront éclaircis, serviront de base à une doctrine plus ou moins complète. (Acad. de méd., 30 sept. 1873, Disc. sur le choléra.)

Je n'ai eu en vue, dans ce travail, que l'érysipèle de la face, parce que les circonstances ne m'ont permis d'observer d'un peu près que cette variété. Dans les observations que j'ai recueillies chez mes maîtres en chirurgie, je remarque un certain nombre d'érysipèles simples ou compliqués de lésions pulmonaires plus ou moins graves, mais je ne trouve aucun cas dans lequel l'examen du cœur soit signalé; alors, en effet, mon attention n'était pas attirée sur ce point, qui a pu passer inaperçu. La même remarque est d'ailleurs applicable aux faits d'érysipèle que j'ai pu voir dans le service de mon excellent maître M. Oulmont. Quoi qu'il en soit, l'analogie que présentent à d'autres égards l'érysipèle médical et l'érysipèle chirurgical autorise à penser que dans les deux cas on peut trouver des lésions cardiaques; mais, sur ce point, de nouvelles recherches sont nécessaires.

CHAPITRE PREMIER

ENDOCARDITE ET PÉRICARDITE DANS L'ÉRYSIPÈLE.

Observations.

Les faits que je rapporte ici ne me paraissent point présenter de caractères différentiels assez nets pour qu'il soit possible de les classer d'une façon méthodique. Aussi, je me suis contenté de les ranger dans un ordre purement artificiel, et comme je pensais que la critique porterait principalement sur les observations qui me sont personnelles, j'ai cru devoir les mettre au premier plan ; viennent ensuite celles que je dois à l'obligeance de mes collègues et enfin les quelques faits j'ai trouvés dans mes lectures. Ces derniers faits, à part celui de M. Gubler, n'ont d'ailleurs qu'une valeur fort restreinte, et j'ai pensé qu'il suffirait de les donner en résumé, à titre de renseignement.

OBSERVATION I (personnelle).

Erysipèle de la face.— Endocardite (souffle systolique à la pointe). — Diarrhée. — Albuminurie légère. — Guérison de l'érysipèle. — Diminution très-marquée du bruit de souffle qui ne disparaît cependant pas complètement.

Des......, domestique, âgée de 24 ans, entre le 3 mars 1873, à l'Hôtel-Dieu, salle Sainte-Anne, nº 24 (service de M. Fauvel), pour un érysipèle de la face. — A Paris depuis un an, toujours bien portante jusqu'ici, elle n'a jamais eu de maladie sérieuse, autre qu'une rougeole dans son enfance; jamais elle n'a eu ni rhumatisme, ni chorée, ni scarlatine, ni variole (revaccinée au moment de la guerre). Dans son enfance, elle n'a eu ni tumeurs ganglionnaires, ni ophthalmies rebelles, ni d'autres manifestations scrofuleuses. Sa mère vit encore, très-bien portante, ainsi qu'une sœur jumelle; son père est mort il y a huit ans, à la suite d'une maladie sur laquelle elle ne peut donner de détails. Menstruée à l'âge de 15 ans et demi et toujours bien depuis cette époque, elle a eu ses dernières règles du 20 au 25 février.

Vendredi dernier, 28 février, sans cause appréciable, elle fut prise de céphalalgie avec fièvre intense; elle ne se rappelle point avoir eu de mal de gorge; elle avait seulement quelques envies de vomir.

Le samedi, même état de malaise, avec quelques vomissements dans le courant de la journée.

Dimanche 2 mars. Démangeaison au niveau de la racine du nez; puis, le lendemain matin, c'est-à-dire aujourd'hui, en se réveillant, la malade put constater que le nez était rouge et volumineux, mais elle ne peut dire de quel côté avait débuté la rougeur.

Le 3, soir (jour de l'entrée). L'érysipèle a envahi le nez et toute la partie avoisinante du front et des deux joues dans l'étendue de la paume de la main; les parties affectées présentent une teinte rouge bien accusée, un bourrelet très-net; la pression avec le doigt détermine de la douleur; il y a un peu de tuméfaction des paupières du côté gauche; les ganglions sous-maxillaires et parotidiens de ce côté sont un peu tuméfiés et douloureux; pas de rougeur du pharynx; la céphalalgie a presque disparu; langue très-blanche, avec un enduit épais; une selle dans la journée; il n'y a plus que quelques envies de vomir. Anorexie complète; chaleur de la peau. Temp. axill. 40°,3; pouls 120, assez fort. Pointe du cœur dans le cinquième espace intercostal, au-dessous du mamelon; impulsion cardiaque énergique. *Souffle très-net, assez rude, au premier bruit*, qui est un peu prolongé. Ce souffle a son *maximum vers la pointe du cœur* et s'entend encore, mais beaucoup plus faiblement, dans le reste de la région cardiaque; on le retrouve à peine à la base; second bruit normal partout. Pas de palpitations. La malade n'en a jamais eu.

Le 4. L'érysipèle s'est à peine un peu étendu vers le côté gauche. Les paupières sont tuméfiées; du reste, rien de nouveau. Nuit tranquille, T. 40°,2; P. 112. Prescription : limonade; émétocathartique; onctions d'huile sur les parties malades.

Le soir, la malade se trouve mieux; elle a eu 3 ou 4 selles et autant de vomissements. L'érysipèle occupe le nez et presque tout le côté gauche de la face. Impulsion cardiaque moins forte qu'hier, mais, du reste, mêmes caractères à l'auscultation. Rien du côté des poumons; pas de troubles respiratoires. T. 41°.2 P. 120.

Le 5. Tout le côté gauche de la face, jusqu'au voisinage de l'oreille est envahi per l'érysipèle qui s'étend aussi dans le cuir chevelu, et a gagné les paupières du côté droit; à gauche, l'œil est complètement fermé par la tuméfaction des paupières; langue moins chargée; 2 selles depuis hier soir; pas de vomissements. T. 40°, P. 116. L'urine est un peu albumineuse (trouble par la chaleur ou l'acide nitrique, sans précipité bien net); hier elle n'a pu être examinée.

Soir. T, 41°,7; P. 116. Impulsion du cœur énergique; le souffle est peut-être un peu plus fort; au moins est-il plus étendu et perçu nettement jusque vers la base; son maximum est cependant encore à la pointe. Pas de troubles fonctionnels du côté du cœur; respiration normale; pas de céphalalgie.

Le 6. L'érysipèle a gagné l'oreille gauche et la partie avoisinante du cuir chevelu. Quelques phlyctènes sur la joue gauche et la paupière supérieure; en revanche, le gonflement du nez a notablement diminué. Mêmes caractères du bruit de souffle. Léger trouble albumineux dans l'urine, qui est foncée et peu abondante. Six selles liquides dans la journée d'hier; ventre un peu ballonné. T. 39°,8; P. 120.

Soir. T. 40°,3; P. 112. Rien de nouveau; trois selles depuis ce matin. La malade demande à manger. L'érysipèle s'éteint sur la face; à droite il ne s'étend pas jusqu'à l'oreille (la partie inférieure de la face, surtout à droite a été complètement respectée); mais le cuir chevelu est envahi dans toute la région frontale et pariétale gauche. Ganglions sous-maxillaires et sterno-mastoïdiens supérieurs assez volumineux, à peine douloureux.

Le 7. Même état. L'érysipèle s'avance lentement, mais progressivement dans le cuir chevelu. A la face, les phlyctènes s'affaissent. Les paupières du côté gauche s'ouvrent assez bien; à droite, elles sont plus tuméfiées. Persistance de la diarrhée; langue nette; pas de douleur de gorge; rien du côté des poumons. Mêmes signes du côté du cœur. *Le souffle existe avec les mêmes caractères; cependant* la malade se trouve beaucoup mieux, demande à manger et voudrait même se lever. Du reste, ce matin le thermomètre ne monte pas au-delà de 37°,4; P. 104.

Soir. T. 39°,6; P. 100. Le souffle est peut-être moins rude. Le cuir chevelu est pris dans la plus grande partie de son étendue; l'oreille droite est aussi un peu tuméfiée.

Le 8. Dans la nuit, la malade a eu un peu de délire, ou plutôt d'agitation; ce matin elle est très-calme. La diarrhée est plus abondante que les jours précédents (10 ou 12 selles très-liquides depuis hier matin). Un peu de ballonnement du ventre. L'urine se trouble à peine par la chaleur. Par l'acide nitrique, cercle d'urates et au-dessous, trouble albumineux peu prononcé; dans la partie inférieure du verre, coloration d'un noir violacé (*indigose urinaire*). Pas de matière colorante de la bile. T. 36°,3. P. 80. On prescrit contre la diarrhée persistante deux prises de sous-nitrate de bismuth de 0,30 centig.

Le soir. La face est à peine un peu tuméfiée.. Desquamation commençante sur le nez et la joue gauche; les phlyctènes sont complètement desséchées. Du reste, la pression sur le cuir chevelu détermine seulement en quelques points une légère douleur. *Mêmes caractères du souffle bien que la fièvre soit tombée.* T. 36°,5; P. 80. Le pouls est un peu plus irrégulier.

Le 9. T. 36°,7; P. 76. A la région occipitale encore un léger gonflement non douloureux. La diarrhée diminue (3 selles); on continue l'usage du bismuth. Du reste, rien de nouveau; le pouls paraît, comme hier un peu irrégulier. et le tracé sphygmographique montre en effet quelques inégalités dans les pulsations.

Le soir. Le souffle persiste, mais paraît pourtant moins intense et surtout moins rude. T. 37°,2; P. 80.

Le 10. Nuit tranquille. La diarrhée est presque entièrement passée. Rien dans l'urine. T. 37°,2; P. 80. La desquamation continue, se montre dans le cuir chevelu. *Le souffle* est décidément *moins fort*, mais encore très-net. Le pouls paraît régulier. Début de l'alimentation. Les jours suivants, la guérison s'affirme, mais le souffle ne diminue d'une façon notable que vers le 13 ou le 14 mars.

Le 19. La malade part au Vésinet. A ce moment, on retrouve *encore au premier bruit, un léger souffle*, bien différent du souffle anémique par son timbre et par le siége du maximum qui est nettement à la pointe; à la base et jusqu'à une petite distance de la pointe les bruits sont normaux.

Observation II (personnelle).

Erysipèle de la face. — Endocardite légère. — Diarrhée. — Guérison.

Court ...., garçon limonadier, âgé de 26 ans, entre à l'Hôtel-Dieu (salle Saint-Julien n° 9, service de M. Fauvel), le 17 avril 1873, pour un érysipèle de la face.

Bien portant jusqu'ici, il ne se rappelle dans ses antécédents d'autre maladie qu'une affection aiguë, contractée il y a trois ans à la suite d'un refroidissement, et qui se caractérisa uniquement par un point de côté à droite et une toux légère pendant quelques jours. Dans son enfance, pas de manifestations scrofuleuses, pas de fièvres éruptives. Il n'a jamais eu non plus d'attaque de rhumatismes ni de manifestations arthritiques d'aucune sorte. Enfin, malgré sa profession, il ne paraît pas avoir d'habitudes alcooliques. Son père est mort il y a 24 ans, après avoir eu un point de côté; sa mère a succombé il y a cinq ans à une maladie sur laquelle il ne peut donner des renseignements.

Il y a deux jours, c'est-à-dire mardi soir 15 *avril*, il fut pris d'un frisson assez intense et le lendemain matin, après une nuit mauvaise, il s'aperçut que son nez était le siége d'une tuméfaction douloureuse et d'une vive rougeur. La veille il n'avait point eu de mal de gorge; il n'en avait pas davantage à ce moment; il ne se rappelle pas non plus avoir eu la moindre écorchure sur la face, et pour lui le développement de sa maladie serait dû à ce que le 14, il s'était lavé la face à grande eau; cependant, à partir de ce moment jusqu'au 15 au soir, il n'avait rien éprouvé d'insolite.

Au moment de l'entrée on constate un érysipèle de la face très-caractérisé. — L'exanthème qui a débuté par le côté gauche du nez occupe actuellement toute la face, sauf le menton; il s'étend à droite jusqu'à un travers de doigt de l'oreille; à gauche l'oreille est envahie, ainsi que le cuir chevelu dans l'étendue de 2 à 3 cent. Les ganglions sous-maxillaires des deux côtés, mais surtout du côté gauche, sont tuméfiés et douloureux à la pression. Le pharynx est tout au plus un peu rouge; la langue est blanche, sauf à la pointe. Rien de particulier à l'auscultation du poumon. La pointe du cœur bat derrière la cinquième côte au dessous du mamelon. L'impulsion est assez forte; — à l'auscultation le premier bruit est fort, vibrant, accompagné d'un tintement métallique et en même temps par moments il semble un peu soufflé; le souffle douteux à la pointe est plus nettement perçu vers le troisième espace intercostal au niveau du bord gauche du sternum. Le second bruit est normal. Rien de particulier dans les vaisseaux du cou. Pouls fort, P. 120. T. axill. 40,1. Selles normales; il n'y en a pas eu depuis hier.

Le 18, matin. P. 106, T. 39,3. Tuméfaction des paupières; l'érysipèle s'est un peu plus étendu dans le cuir chevelu, surtout à droite. Quant au cœur, on ne retrouve plus le tintement métallique, mais le premier bruit est sourd, tout en étant assez fort; — très léger trouble albumineux dans l'urine qui est peu abondante et très-rouge.

Prescr. : tisane de chiendent, émèto-cathartique (tartre stibié 0,05; sulfate de soude, 30 gr.), bouillon, huile d'amandes douces sur la face.

Le soir. Deux vomissements bilieux assez abondants et 3 selles depuis ce matin. Le malade trouve qu'il a la tète plus libre, le nez n'est plus tuméfié et reste à peine un peu rouge. Le cuir chevelu est envahi jusqu'au sommet de la tête ; à droite l'oreille est prise. T. 39,7. P. 112. Mêmes signes du côté du cœur ; cependant le premier bruit paraît plus obscur et comme un peu rude.

Le 19, matin. Le nez et la joue gauche sont complètement libres, une selle dans la nuit ; langue blanche. P. 100, T. 39,6. Le souffle au premier bruit, qui jusqu'ici pouvait être contesté, est maintenant évident. Il existe à la pointe, mais son maximum paraît être vers la base, ou du moins, dans le point déjà signalé (articulation du troisième cartilage costal gauche), on constate un souffle un peu plus rude, plus marqué que dans les autres points. Léger trouble albumineux.

Soir. P. 112, T. 40,6.

Le 20, matin. Souffle très-net avec maximum dans le point indiqué, peut-être même frottement à ce niveau. La face est complètement libre. L'érysipèle n'existe plus qu'à l'oreille droite et dans le cuir chevelu, la langue est encore un peu blanche ; trois selles dans la journée d'hier. P. 112, T. 39,8.

Soir. P. 112, T. 40,5. Trois selles depuis ce matin ; malgré la persistance de la fièvre, le malade demande à manger.

Le 21, matin. 2 selles dans la nuit. P. 108, T. 39,6. Desquamation sur la face. Il y a encore de la douleur à la pression sur le sommet de la tête ; mêmes signes du côté du cœur ; albumine dans l'urine en très-petite quantité.

Soir. P. 112, T. 40,4.

Le 22, matin. P. 108, T. 39,9. Rien de nouveau. Souffle toujours assez marqué sans modification. Urine très rouge (par l'acide nitrique cercle d'urates, mais pas d'albumine ; rien par la chaleur), la diarrhée persiste.

Soir. P. 94, T. 38,7.

Le 23, matin. T. 39,6, P. 108. On ne trouve pas la raison de cette élévation de température. Le malade réclame à manger. Il y a encore un peu de douleur sur le sommet de la tête à la pression sur le cuir chevelu, mais dans une étendue qui n'a pas augmenté Les selles sont moins fréquentes (3 seulement depuis hier matin). Le premier bruit est plus net. Impulsion du cœur peu marquée. Pas d'albuminurie. Rien dans la poitrine.

Le soir. La température est moins élevée, 38,9, P. 96, mais le malade se plaint de cuisson dans le côté gauche de la face ; sur le front plaque d'érysipèle propagée du cuir chevelu.

Le 24, matin. Tuméfaction des paupières du côté gauche ; l'érysipèle s'étend jusque sur la moitié supérieure de la joue gauche et le côté gauche du nez. P. 112, T. 38,8 ; à peine un très-léger obscurcissement du premier bruit du cœur ; il n'y a plus de diarrhée.

Soir. P. 96, T. 38,8. Les paupières sont moins tuméfiées, le malade ne souffre plus du tout.

Le 25, matin. Il n'y a plus de traces de la petite poussée d'érysipèle survenue il y a deux jours ; pas de douleur dans le cuir chevelu où la desquamation commence à se montrer. Bruits du cœur nets ; une selle dans la journée d'hier. T. 38,1, P. 84. 1 degré d'aliments.

Soir. T. 37,5, P. 88.

Le 26, matin. T. 36,2, P. 72. Le malade demande à se lever. Desquamation très-marquée dans le cuir chevelu.

Les jours suivants la desquamation continue, les cheveux tombent en abondance. Etat général très-bon. Rien au cœur ; les bruits sont absolument nets partout. Il en est de même le 6 mai, époque à laquelle le malade vient à la consultation.

Remarques. — Ce fait présente à mes yeux une grande importance, en raison des circonstances dans lesquelles il a été observé. En effet, le malade à son entrée à l'hôpital fournit le sujet d'une épreuve pour le concours du bureau central. Quelques-uns des juges furent d'avis que le péricarde pouvait être quelque peu atteint, mais tous admirent l'endocardite, bien qu'elle ne se révélât encore que par des signes un peu douteux. Elle s'accusa plus nettement les jours suivants.

Observation III (personnelle).

Erysipèle de la face. — Endocardite (souffle rude au premier temps à la base et surtout à la pointe, où il persiste après la guérison de l'érysipèle). — Disparition de tumeurs ganglionnaires antérieures à l'érysipèle.

Leg..., monteur en cuivre, âgé de 19 ans, entré le 11 août 1873 à l'Hôtel-Dieu, salle Saint-Julien, nº 9 (service de M. Fauvel, suppléé par M. Lancereaux), au troisième jour d'un érysipèle de la face.

Il paraît peu vigoureux, et surtout (peut-être à cause de l'existence d'une tuméfaction ganglionnaire au cou), présente l'habitus extérieur d'un scrofuleux ; cependant il n'a point eu dans son enfance de manifestations de cette maladie. Il y a quatre ans seulement il eut un abcès à la région sous-maxillaire gauche ; quant à la tuméfaction qu'il présente actuellement, elle date de deux mois et est survenue en même temps qu'un chancre de la lèvre inférieure, chancre qui fut cautérisé à l'hôpital Saint-Louis. Le malade n'a point remarqué depuis cette époque d'éruption de roséole, et se rappelle seulement qu'il avait alors un léger mal de gorge. Il n'a jamais eu de fièvres éruptives ni de rhumatismes; jamais non plus de palpitations. En somme il était bien portant, conservant seulement de son accident dernier une tuméfaction ganglionnaire, lorsque, samedi dernier 9 août, il fut pris des premiers symptômes de sa maladie actuelle. Le soir, sans avoir rien présenté de particulier dans la journée, il eut un frisson assez intense; la nuit fut un peu agitée; il dormit mal. Le lendemain, il avait une violente céphalalgie. Pas de vomissements ni d'envies de vomir; pas de douleur de gorge. Enfin, ce matin, sans avoir eu rien de nouveau, la céphalalgie persistant, il remarqua le début de l'éruption à la lèvre supérieure; de là elle gagna le nez, puis la joue droite, où elle se limite actuellement (5 heures du soir). Cette éruption présente tous les caractères de l'érysipèle et se trouve limitée vers la partie moyenne de la joue droite, au niveau de l'aile du nez à gauche, par un bourrelet très-net; la paupière inférieure droite commence à se prendre à son extrémité interne. Dans la région sous-maxillaire du côté gauche, on trouve quelques ganglions un peu gros, et, du même côté, toute la partie supérieure du cou est occupée par une tuméfaction qui fait saillie au-dessus de l'os, et qui parait constituée à la fois par une hypertrophie ganglionnaire et une infiltration du tissu cellulaire. Ce gonflement est, du reste, au dire du malade, à peu près tel qu'il était il y a deux mois, époque de son apparition. Pourtant, après avoir diminué, a-t-il peut-être un peu augmenté depuis deux ou trois jours, mais le malade ne peut rien dire de précis sur ce point. Pas de rougeur du pharynx. Langue blanche avec un enduit un peu épais. Pas de selles depuis hier. Céphalalgie moindre que ce matin. T. 40, 2. P. 136.

Impulsion du *cœur* exagérée; la pointe bat dans le cinquième espace intercostal, en dedans du mamelon; matité à peu près normale; la pointe du cœur n'est pas recouverte par le poumon. A l'auscultation, on trouve à la pointe, en même temps qu'une pulsation vibrante au premier bruit, un souffle un peu rude, bien limité à la pointe; à deux ou trois travers de doigt au-dessus, ce souffle diminue notablement, puis disparaît. A la base, on constate aussi au premier temps un souffle plus rude que celui de la pointe, rappelant un peu le timbre du frottement. Il ne varie pas dans les diverses positions du malade, n'augmente pas non plus lorsqu'on exerce avec le stéthoscope une pression plus forte. Dans les vaisseaux du cou, on produit, par une pression légère, un souffle au premier temps assez fort, mais très-bref. Partout, à la base comme à la pointe, le second bruit est normal, peut-être un peu exagéré à la base.

Le 12, matin. Nuit tranquille. T. 38, 2. P. 104. L'érysipèle a gagné les paupières du côté droit; il s'avance jusqu'à l'oreille. État stationnaire à gauche. Même état du cœur. Le souffle de la base est peut-être un peu moins râpeux qu'hier soir; à part cela, pas de modification appréciable. L'urine contient une petite quantité d'albumine. Prescription : tisane de chiendent, émétò-cathartique, onctions d'huile sur la face.

Le soir. L'érysipèle s'est étendu dans toutes les directions, mais surtout du côté gauche, où il a gagné la joue et la paupière inférieure. Le malade a eu des vomissements abondants et deux selles copieuses. Il se trouve très-bien, demande à manger. P. 100. T. 38, 8. *Cœur :* Le souffle du premier temps persiste sans modifications dans son timbre; il est seulement un peu moins fort. A la base on trouve au premier bruit un murmure sourd n'ayant plus le timbre râpeux qu'il avait ce matin et surtout hier. Ce murmure remplace le premier bruit. Le deuxième bruit est sec, surtout à la base.

Le 13, matin. L'érysipèle continue à progresser du côté gauche; l'oreille est envahie; quelques phlyctènes sur la joue gauche. État général assez bon. P. 104. T. 38, 7. Léger trouble albumineux dans l'urine. A la pointe du cœur, au premier temps, souffle rude, bien limité dans le cinquième espace intercostal, à deux travers de doigt en dedans du mamelon. A ce niveau la pointe bat à nu, sans être recouverte par le poumon. A quelques travers de doigt plus haut, les bruits sont normaux. A la base, au foyer des bruits de l'orifice aortique, il n'y a pas de souffle, mais un timbre sourd du premier bruit, qui par ce caractère contraste d'une façon très-marquée avec le deuxième bruit; celui-ci, au contraire, est sec, bien frappé, et présente comme une espèce de brusquerie anormale. Le malade n'a pas de sensations de palpitations.

Le soir. Dans la journée, épistaxis abondante, tellement que l'on a dû envoyer chercher l'interne de garde. Elle s'est, du reste, arrêtée facilement sans tamponnement. L'oreille gauche est complètement envahie; à droite, l'érysipèle est en voie de résolution. T. 39, 8. P. 116. Une selle dans la journée. Rien de nouveau du côté du cœur; le souffle est peut-être un peu moins fort à la pointe.

Le 14, matin. L'érysipèle est stationnaire. Phlyctènes sur la joue gauche et l'oreille du même côté. Souffle très-net, rude à la pointe. A la base, le premier bruit est seulement sourd et prolongé. Le deuxième bruit surtout, à la base, est très-sec. P. 112. T. 40.

Le soir. P. 120. T. 40,3. Le malade a eu encore dans la journée une épistaxis assez abondante, mais de courte durée. Du reste, rien de nouveau.

Le 15, matin. L'érysipèle pâlit à gauche comme à droite; les phlyctènes s'affaissent et se dessèchent. La fièvre est tombée; cependant, le front est envahi à gauche jusqu'aux limites du cuir chevelu. Hier il dépassait à peine la paupière supérieure.

Le premier bruit à la pointe est un peu vibrant; mais le souffle est moins fort et moins rude. Le second bruit est dédoublé. A la base, le premier bruit présente les mêmes caractères que les jours passés, mais le *dédoublement du second bruit* est très-net, plus marqué qu'à la pointe. T. 37, 8. P. 92.

Le soir. T. 38,9. P. 92. Le cuir chevelu est un peu envahi; œdème sans douleur bien vive. Desquamation à la face. Bruits à la base, non modifiés; à la pointe, le souffle du premier temps est décidément en voie de disparition.

Le 16, matin. La région fronto-pariétale gauche est envahie par l'érysipèle. La face se nettoie. La tumeur sous-maxillaire droite diminue depuis deux jours; aujourd'hui la diminution est très-sensible. T. 36,8. P. 84. Souffle léger au premier bruit, à la pointe. Obscurité du premier bruit à la base. Dédoublement persistant du second bruit.

Le soir. Rien de nouveau. Bon appétit. T. 37, 3. P. 80.

Le 17, matin. L'érysipèle cesse de s'étendre dans le cuir chevelu; il reste de l'œdème à la partie antérieure. T. 36,7. P. 70. Premier bruit net à la pointe, encore obscur à la base. Dédoublement du second bruit.

Le soir. Le malade est levé, se trouve très-bien.

Le 18 août. P. 64. T. 36,6. État général très-bon. Diminution de l'œdème du cuir chevelu. La face est libre. La tumeur du cou diminue très-notablement. Il n'y a plus en quelque sorte qu'une tuméfaction.

Le 19. T. 36°. P. 64. Amélioration progressive. Le souffle a complètement disparu, mais le second bruit est toujours dédoublé.

Le soir. P. 60. T. 36,6.

Le 20, matin. T. 36°. P. 64.

Le 21, matin. T. 36, 4. P. 60.

Le 22. A l'auscultation du cœur on ne trouve plus le dédoublement du second bruit, mais le souffle du premier temps a reparu, et il est même assez fort à la pointe. A la base, les bruits sont à peu près normaux (le malade n'avait pas été ausculté depuis le 19).

Le 25. Le malade demande sa sortie; l'érysipèle est complètement guéri. Quant à la tumeur sous-maxillaire, elle a presque absolument disparu; il reste seulement une légère tuméfaction de la région. Léger souffle à la pointe du cœur.

Observation IV (personnelle).

Erysipèle de la face chez une femme convalescente de fièvre typhoïde. — A la fin de l'érysipèle, bronchite et endocardite légère. — Guérison.

Guém...., âgée de 39 ans, entre le 9 février 1872 à l'hôpital Lariboisière dans le service de M. Jaccoud (salle Sainte-Claire, n° 3), pour une fièvre typhoïde. Cette affection, arrivée au moment de l'entrée à l'hôpital, à la fin du second septenaire, ne paraît pas avoir été très-intense. Cependant la malade déjà très-faible auparavant, se rétablit assez lentement, Elle commençait à se lever lorsque dans la nuit du 23 au 23 février elle fut prise d'un frisson. Le lendemain matin, à la visite, on constatait une rougeur limitée au côté gauche du nez, rougeur offrant d'ailleurs tous les caractères de l'érysipèle (1). Cet érysipèle envahit progressivement toute la face, sans cependant s'étendre au cuir chevelu; le 2 mars il était complètement terminé, et la desquamation commençait sur les parties primitivement atteintes. Cependant la fièvre persistait; on en trouva l'explication dans une bronchite manifestée par une légère dyspnée, mais surtout à l'auscultation par des râles abondants. Il n'y avait rien au cœur et pas d'albumine dans l'urine (examen plusieurs fois répété depuis le début de la maladie).

La bronchite se modifia à peine les jours suivants, mais de plus, le 5 mars, c'est-à-dire le onzième jour de la maladie, on trouva un souffle systolique à la pointe du cœur. Ce souffle assez doux, mais très-net, persista pendant quelques jours et disparut ensuite. Le 10 mars on ne le retrouvait plus.

La malade quitta l'hôpital le 11 mars.

Observation V (personnelle).

Erysipèle de la face et du cuir chevelu, souffle systolique à la pointe. — Albuminurie. — Délire. — Mort.

K...., âgé de 29 ans, menuisier, entre le 19 juin 1872, à l'hôpital Lariboisière, dans le service de M. Jaccoud (salle Saint-Jérome, n° 30). Toujours bien portant jusqu'alors, cet homme se

(1) A côté de cette malade, s'en trouvait une autre entrée le 13 février pour un érysipèle de la face au deuxième jour.

sentait déjà un peu indisposé depuis quelques jours, lorsque le malaise qu'il éprouvait ayant augmenté, il dut cesser son travail le dimanche 16 juin; ce jour-là aussi, il remarqua une plaque rouge sur le côté gauche du nez. Pas d'angine ni de coryza au début. Au moment de l'entrée, rougeur érysipélateuse s'étendant à tout le côté gauche de la face, y compris l'oreille. Quelques phlyctènes sur le pavillon de l'oreille. Langue un peu sèche. Examen du thorax négatif. T. axill. 41°,2; P. 88.

Le 20. matin. Même état local depuis hier soir, le malade a eu plusieurs selles diarrhéiques. Nuit tranquille; urines albumineuses, (précipité abondant au-dessous d'une couche d'urates également assez épaisse). P. 76; T. 39°,5.

Soir. P. 92; T. 40°.

Le 21. Un peu d'agitation cette nuit; léger souffle au premier bruit à la pointe du cœur. P. 72; T. 39°,9; vin de quinquina 250 grammes.

Soir. P. 80; T. 40°5.

Le 22. Délire pendant la nuit (on a dû attacher le malade); la diarrhée a cessé. L'éruption est en voie de décroissance à la face, mais paraît s'étendre au cuir chevelu. P. 84; T. 39°8.

Soir. P. 94; T. 40°,3; R. 32. La respiration paraît un peu gènée, il n'y a cependant rien d'anormal à l'auscultation du pou mon; même état du cœur.

Le 23. Envahissement du cuir chevelu et même du côté droit de la face; nuit encore très-agitée, cependant un peu moins que la veille. L'albuminurie persiste; souffle cardiaque un peu plus accentué. P. 88; T. 39°,8.

Soir. P. 100; T. 39°,9. Le délire a persisté toute la journée, plus intense que jamais, délire bruyant, présentant les caractères du delirium tremens. Eruption stationnaire; dans la nuit, le délire s'accroît encore, et le malade meurt à six heures du matin, le 24 juin, après avoir eu à quatre heures un violent frisson.

Autopsie. Congestion sanguine légère et infiltration séreuse de la pie-mère. L'encéphale, en particulier au niveau du bulbe, ne paraît pas congestionné.

Congestion intense des deux reins.

Cœur. On ne trouve pas de lésions inflammatoires bien nettes sur l'endocarde, seulement la valvule mitrale présente une épaisseur un peu anormale; petit caillot dans le ventricule gauche. L'endocarde dans toute son étendue est teint en rouge par le sang. Le tissu musculaire est mollasse.

Congestion pulmonaire aux deux bases.

Rien dans l'intestin, ni au duodénum ni ailleurs; il n'y a même pas de rougeur.

Au *microscope* on trouve les fibres musculaires du cœur très fragiles, mais avec conservation presque normale de la striation et sans altération granuleuse bien notable; sur des coupes fines obtenues après durcissement dans l'alcool et colorées par le carmina, on voit par places une multiplication très-évidente des noyaux.

Observation VI (Rabourdin).

Erysipèle de la face. — Congestion pulmonaire. —Endopéricardite-Albuminurie. — Mort.

L..... (Alice), 26 ans, domestique, entrée le 7 avril 1873, à l'hôpital Lariboisière, salle Sainte-Claire, nº 2 (service de M. Jaccoud).

Cette jeune fille vient d'avoir une fièvre typhoïde dont la convalescence s'achève à peine.

6 avril. Elle se sent prise de céphalalgie et de fièvre, et le 7 elle entre dans le service avec un érysipèle de la face qui n'a encore envahi que le nez et la peau qui l'entoure dans une étendue d'un demi-centimètre à peine. L'appétit est nul depuis plusieurs jours, la bouche est amère, le ventre n'est pas douloureux; la malade a vomi la veille de son entrée. Elle tousse depuis quelques jours, et présente les signes d'une légère congestion pulmonaire.

Soir. T. 40°,4.

Le 8. La malade est dans un état léger de subdelirium; elle répond encore aux questions qu'on lui adresse. A la base du cœur, au foyer d'auscultation des bruits de l'orifice aortique, s'entend un souffle systolique doux que l'on ne peut rapporter qu'à l'anémie. L'acide nitrique coagule dans l'urine de légers flocons d'albumine. T. 38°,7. On prescrit : eau de Sedlitz 2 verres; vin de quinquina 250 grammes.

Soir. T. 40°.

Le 9, Le côté droit de la face est envahi en totalité. T, 40°,4.

Soir, 41°,4.

Le 10. L'érysipèle a gagné toute la face, La malade est agitée et se plaint de céphalalgie; l'urine contient toujours une faible proportion d'albumine, T. 39°,6. Soir 41°,

Le 11. T. 39°,4. Soir. 41°,8.

Le 12. Elle a depuis hier du délire; on trouve ce matin une congestion pulmonaire bilatérale, très-marquée, surtout à droite. On prescrit l'application de ventouses sèches matin et soir. T. 39°,5. Soir 40°,8.

Le 13. T. 39°,8. Soir, 40°,8.

Le 14. T. 39°,8. Soir. 40°.

Le 15. La rougeur de la face a disparu. La malade est déprimée. Près de la base du cœur on entend un bruit de frottement assez rude et un souffle systolique plus rude que les premiers jours; il a son maximum à la pointe et se propage presque jusqu'à la base, La congestion pulmonaire est stationnaire. L'urine, qui avait cessé d'être albumineuse, l'est devenue de nouveau. T. 38°,5.

Soir. 40°,2. On prescrit: pot. cordiale; alcool 30 grammes; sulf. quinine, 1 gramme.

Le 16. L'urine contient de l'albumine en très-grande quantité. Les bruits anormaux du cœur sont moins accentués. T. 39°. Soir. 40°,4.

Le 17. T. 39°,7. Soir. 40°,2.

Le 18. Erysipèle du cou et des épaules. T. 38°8. Soir. 40°.

Le 19. T. 39°5. Soir. 39°,8.

Le 20. Dépression absolue; l'urine contient toujours beaucoup d'albumine. T. 39°,8. Soir. 40°,6.

Le 21. Le frottement péricardiaque a disparu. Le souffle systolique persiste. La moitié inférieure de la poitrine en arrière est mate à la percussion. T. 40°. Soir. 39°,4.

Le 22. Mort à neuf heures du matin.

Autopsie. Vingt-trois heures après la mort. Le péricarde contient une petite quantité de sérosité limpide. Le feuillet pariétal ne présente aucune lésion; sur le feuillet viscéral se voient deux plaques d'un exsudat blanc-jaunâtre; l'une, large au moins comme la pulpe du doigt, occupe sur la face antérieure la portion la plus élevée de la paroi des deux ventricules; l'autre, plus étroite, est près de la pointe en arrière du ventricule gauche.

L'endocarde ventriculaire droit a une teinte plus blanche qu'à l'état normal. Les valvules sigmoïdes sont saines. Sur l'une des valves de la tricuspide et entre ses cordages tendineux est de la fibrine coagulée qui se détache en partie, mais dont une portion s'insère sur une surface végétante. A gauche, l'endocarde ventriculaire a dans presque toute son étendue une teinte opaline. Les sigmoïdes aortiques sont saines; l'anneau d'insertion de la valvule mitrale est épaissi, induré, et sur l'une des valves se voit une exulcération très-limitée. Le myocarde paraît sain à l'œil nu.

Le lobe inférieur du poumon droit est le siége d'une congestion telle qu'un morceau détaché ne surnage plus. Le lobe moyen droit et le lobe inférieur gauche sont congestionnés aussi, mais toutes leurs parties surnagent encore.

Les deux reins sont congestionnés. Le foie a un aspect normal. La rate est légèrement molle,

La pie-mère, surtout à la face convexe de l'hémisphère gauche présente une hyperémie considérable. Elle se détache mal des circonvolutions dont la périphérie est également hyperémiée.

Observation VII (Rabourdin).

Erysipèle de la face. — Bronchite. — Endopéricardite. — Persistance d'un souffle systolique à la pointe.

Cl... (Eugène), 37 ans, garçon marchand de vin, entré le 7 avril à la salle Saint-Jérome nº 5 (service de M. Jaccoud), hôpital Lariboisière.

Cet homme, qui jusqu'il y a trois mois a habité le département de la Savoie, a toujours eu une bonne santé. Il n'a jamais eu de rhumatisme, non plus que son père et sa mère; il n'a jamais eu d'érysipèle; il y a une dizaine de jours il a été pris tout à coup d'angine et de fièvre qu'il ne sait à quoi attribuer. Il a perdu l'appétit; le troisième jour de la maladie on lui a fait prendre de l'ipéca et il a beaucoup vomi. Il n'a eu à aucun moment de vomissements spontanés; le ventre n'a pas été douloureux, les garde-robes n'ont pas cessé d'être régulières. Il tousse un peu depuis ces dix jours. Il n'a jamais eu de céphalalgie.

Le 5. Sans excoriation préalable un érysipèle a commencé à se manifester à l'angle externe de l'œil droit.

Le 7. La moitié de la face est envahie. T. A. 40,9.

Le 8. Le malade présente les signes fonctionnels et physiques d'une bronchite généralisée légère et sans douleur précordiale ni palpitations, des signes physiques d'endopéricardite. Le timbre de tous les bruits normaux est altéré, et un souffle systolique bien manifeste s'entend aux deux orifices du cœur gauche. De plus, en arrière du sternum, près de la base du cœur, on constate, au moment de la systole, un frottement limité assez rude. T. 38,5. L'urine ne contient pas d'albumine. On prescrit : vin de quinquina, 250 gr.; bouillon. Le soir. T. 40,4.

Le 9. L'érysipèle a envahi à gauche le front, à droite l'oreille et une partie du cuir chevelu. T. 38°. Soir, 40,6.

Le 10. La desquamation commence. Le frottement péricardiaque est moins intense. Les souffles ne sont pas modifiés. T. 39°. Soir T. 39,2.

Le 11. T. 37°. Soir, 36,6.

Le 12. Le malade commence à manger. Il se lève et reste assis à côté de son lit. T. 37,8. Soir, 36,8.

Le 13. 36,4. Soir, 36,4.

Le 15. L'état du malade est excellent. Le malade se promène dans la salle. Il ne reste plus au cœur qu'un léger frottement sur le bord droit du sternum et un souffle systolique limité à la pointe.

Le 19. Hier pour la première fois il est sorti sur la galerie.

Le 23. Exeat. Il conserve un souffle systolique mitral.

OBSERVATION VIII (Rabourdin).

Erysipèle de la face débutant par le pharynx. — Endocardite aiguë entée sur une lésion chronique de l'endocarde.

Ch..... (Berthe), âgée de 52 ans, infirmière, n'a jamais eu une très-bonne santé. Enfant, elle a eu un mal de Pott qui laisse une déviation rachidienne à convexité tournée à gauche et en arrière, à l'union des régions cervicale et dorsale. Depuis lors elle a été souvent indisposée, mais dit n'avoir pas eu de maladie grave. Elle prend le lit le 20 novembre 1873 dans la soirée, se plaignant seulement de douleur à la gorge.

Le 21. La malade est couchée au n° 19 de la salle Saint-Claire, service de M. Jaccoud. Le matin, la gorge est d'un rouge livide; les ganglions du cou sont douloureux et tuméfiés du côté droit. La langue est très chargée, l'anorexie absolue, la fièvre assez vive. La respiration un peu fréquente n'est pas gênée. On entend des deux côtés quelques râles sous-crépitants disséminés ; le premier bruit du cœur à la base n'est pas net, mais sans souffle proprement dit. La malade dit n'avoir pas eu de rhumatisme. Prescription: Ipéca 1 gr. 50.

Le soir. Agitation. T. ax. 39°.

Le 22. Toute la face est envahie par un érysipèle, dont la coloration est violacée plutôt que rouge. Il y a de la tendance au délire. Un souffle bien manifeste s'entend au moment de la systole aux deux foyers d'auscultation du cœur gauche. L'urine est légèrement albumineuse. T. 38,2. Prescription : eau de Sedlitz, deux verres; vin de quinquina, 250 gr.; vésicatoire sur la région précordiale.

Le soir. 39,6.

Le 23. Etat stationnaire. T. 38. Soir, 39,8.

Le 24. La dépression est considérable. Toute la journée d'hier, la malade a eu du délire. Elle tousse un peu. Râles sous-crépitants disséminés ; souffles cardiaques persistants. T. 39°. Soir, T. 40.

Le 25. Les paupières sont énormément gonflées. T. 38°. Soir T. 38,6.

Le 26. La base de deux poumons en arrière donne un son obscur à la percussion. Le bruit de l'inspiration y est rude, à un degré à peu près égal des deux côtés. T. 37,8. Soir, T. 40.

Le 27. Le matin on trouve de la submatité aux bases des deux poumons. La respiration est rude à droite, à gauche elle est soufflante; des râles humides s'entendent des deux côtés. T. 39°. On prescrit: vin de quinquina, 500 gr.; infusion de digitale, 1 gr.

Le soir. La température est tombée à 37°, mais il y a une dépression absolue, l'éruption est plus pâle.

Le 28. Le collapsus s'est encore accentué. T. 38,2. On prescrit: eau de vie allemande et sirop de nerprun 10 gr., puis une potion cordiale avec alcool 40 gr., et alcoolature d'aconit, 10 gr. La malade n'a pas cessé d'avoir de la constipation et une légère albuminurie.

Le soir. T. 37°. Mort à 7 heures du soir.

L'autopsie est faite le 30 novembre, 36 heures après la mort. Le cerveau ne présente rien à noter. La base du poumon droit est fortement congestionnée sans aucune hépatisation. La plus grande partie du lobe inférieur gauche est hépatisée, granuleuse sur la coupe, et tombe au fond de l'eau.

Les deux reins sont fortement congestionnés, sans altération de tissu, sauf un commencement d'état graisseux.

La rate est très-molle; le foie a son aspect et sa consistance ordinaires.

Le cœur présente une hypertrophie notable qui porte sur tout le ventricule gauche. En quelques points, on trouve un léger épaississement du péricarde viscéral, et à gauche quelques-uns de ces épaississements empiètent sur le myocarde. Aucune lésion ne se voit sur le feuillet pariétal.

La surface interne du ventricule droit a une coloration légèrement violacée. Les sigmoïdes pulmonaires sont à peu près saines, sauf sur l'une d'elles un peu d'épaississement; le bord libre de la valvule tricuspide présente un assez grand nombre de petites masses arrondies, épaisses, dont les unes sont pâles à la surface, tandis que les autres offrent une coloration franchement rosée.

Le ventricule gauche à sa paroi notablement hypertrophiée (16 à 18 millimètres) de même que ses piliers charnus. Le bord libre de la valvule mitrale présente aussi des nodosités formées comme par des ilôts distincts d'épaississement. La plupart sont d'une coloration groseille, qui tranche sur la pâleur générale de la valvule.

Les sigmoïdes aortiques présentent des altérations de deux ordres. Les nodules de Morgagni sont transformés en des masses épaisses, dures, à surface rugueuse et pâle; de plus on voit d'autres points épaissis, mous encore, et vivement colorés en rouge, la plupart occupent le bord libre, quelques-uns le bord adhérent de la valvule.

La première portion de l'aorte a sa paroi épaissie, athéromateuse. De plus la séreuse présente une coloration rouge, bien différente de celle qui se rapporte à l'imbibition cadavérique.

Les circonférences des orifices sont les suivantes : orifice mitral, 100 millimètres; orifice tricuspide, 130 millimètres; orif aortique, 78 millimètres; orif. pulmonaire, 78 millimètres.

Observation IX (Hybord).

Érysipèle de la face. — Endopéricardite débutant avec l'érysipèle. Guérison.

M..., âgé de 21 ans, employé de commerce, entré le 20 février 1869, à la Maison municipale de santé, dans le service de M. Jaccoud (3e étage H. ch. nº 24-4).

C'est un jeune homme fortement constitué, qui, sauf quelques bronchites, s'est toujours bien porté. Pas de rhumatisme antérieur; jamais de palpitations ni d'essoufflement. Syphilis douteuse.

Il toussait depuis quelques jours, lorsque dans la soirée d'hier vendredi, 19 février, il fut pris, en retournant à son magasin, de frissons avec claquements de dents. En se couchant, il eut un violent frisson, dont il évalue la durée à un quart d'heure, et il vomit ensuite son dîner. Il ressentit presque aussitôt après de violentes douleurs dans la tête; la nuit fut agitée, sans sommeil, et il eut du délire.

A son entrée, nous lui trouvons la peau très-chaude, sans être sèche, la langue sale, large, étalée, le ventre souple, nullement douloureux, la figure est colorée, les yeux injectés, le nez est un peu gonflé; l'aile gauche principalement et la pointe sont tuméfiées, douloureuses, d'un rouge violacé à surface chagrinée. Il semble par conséquent évident que le malade se trouve au début d'un érysipèle de la face; le nez est rempli de caillots rougeâtres et de croûtes noirâtres, le malade ayant eu un saignement de nez dans la journée. La gorge, dont il dit souffrir un peu depuis la veille, est rouge, non tuméfiée; la rougeur n'a toutefois rien de bien caractéristique.

Le malade a de l'anxiété, sa respiration est accélérée; il n'a aucune douleur précordiale, mais il se plaint d'une sensation d'étouffement. L'examen de la poitrine ne permet de reconnaître aucun changement dans la sonorité, ni aucune variation du bruit respiratoire. La matité précordiale n'est pas augmentée; la pointe du cœur bat un peu au-dessous du mamelon. Les pulsations cardiaques semblent assez énergiques. A l'auscultation, on entend : au foyer des bruits de l'orifice mitral, et au premier temps un bruit de souffle doux et se prolongeant un peu dans le petit silence; au foyer des bruits tricuspidiens, les bruits sont normaux; mais, au-dessus de la pointe, vers le milieu de la matité précordiale, on perçoit une ébauche de bruit de galop, et de fait, en prêtant une grande attention, on entend à ce niveau une sorte de froissement rappelant le frottement péricardique, sans être du frottement péricardique parfait. Il n'y a d'ailleurs aucun dédoublement du premier ni du second bruit. Au foyer des bruits de la base, rien d'anormal. Souffle intermittent assez intense dans les vaisseaux du cou. Pouls ample, un peu mou. Le *diagnostic* fut *érysipèle de la face avec début d'endopéricardite.* T. A 40,5. P. 126.

Le dimanche 21. L'érysipèle a un peu gagné, s'est avancé sur le nez, la joue gauche et un peu le front; il s'est très-peu propagé à droite. Le *bruit de galop* est aujourd'hui manifeste, le frottement péricardique mieux marqué; le *souffle* est le même, le malade a eu du délire cette nuit. T. 40,5. — Ipéca, 1 gr. 50 c.

Le soir. 39, 2.

Le lundi 22. La journée d'hier a été agitée, la nuit aussi; le malade n'a cependant pas eu de délire. L'érysipèle a peu gagné.

M. Jaccoud, qui voit le malade pour la première fois, constate que le frottement péricardique et le bruit de galop sont bien nets et très-accusés. Il constate également le bruit de la pointe, qui reste doux. La peau est toujours chaude et moite; sueurs abondantes, langue plus sale; pas de selles aujourd'hui. Le malade mouche du sang; il se plaint un peu de la gorge, dont la rougeur n'a pas augmenté. T. 40,2. P. 104. — 4 ventouses scarifiées sur la région précordiale.

Le soir. T. 40,5. P. 108.

Le mardi 23. L'érysipèle occupe le front, particulièrement la partie gauche, il ne s'est pas étendu sur la figure, mais a gagné le cuir chevelu. Le frottement n'a pas augmenté d'intensité; le souffle est un peu plus intense. Le malade a encore rendu un peu de sang par le nez. T. 40, 4. P. 112.

Le soir. T. 40, 6. P. 108.

Le mercredi 24. L'érysipèle avance un peu sur le cuir chevelu il reste stationnaire sur le nez et sur la joue gauche. Le souffle du premier temps semble être un peu moins fort qu'hier. Le frottement persiste. Le soir, le frottement paraît plus marqué que ce matin, il s'entend surtout quand on ausculte du côté de l'aorte et de l'artère pulmonaire, c'est-à-dire à la base du cœur, et en ce point il coïncide avec le second bruit. Au milieu et vers la pointe, il occupe le petit silence. État général stationnaire. 4 selles aujourd'hui, T. 39,9. P. 100.

Le soir. T. 40,5. P. 104.

Le jeudi 25. L'érysipèle a diminué sur la partie gauche de la face, et il est presque éteint; mais il occupe toute la partie droite, principalement le front et la joue, et une partie du cuir chevelu correspondant. Toujours souffle assez doux au premier temps et à la pointe. Rien aux autres orifices. Bruit de galop et frottement très-marqués au milieu du cœur et au niveau de l'orifice aortique. Le malade a toujours de l'anxiété et une sensation de dyspnée. Peau toujours chaude, mais humide; langue chargée et fraîche. Léger saignement de nez, moins d'agitation cette journée que les précédentes. Pas de délire. 3 selles. T. 40, 8. P. 104.

Le soir. T. 39, 9. P. 108.

Le vendredi 26. Le matin, rien de nouveau. T. 40. P. 108.

Le soir. L'érysipèle regagne à gauche le front et s'étend dans les cheveux; il s'est avancé à droite sur le cuir chevelu. Le souffle du premier temps est le même. Le frottement péricardique est moins net, moins marqué. La matité précordiale n'est pas augmentée, les bruits du cœur s'entendent aussi bien ce soir que ce matin et qu'hier. Pas de saignement de nez aujourd'hui. 2 selles; diarrhée. T. 40, 7. P. 112.

Le samedi 27. L'érysipèle s'est encore un peu étendu. Même état du cœur. Le malade a été absorbé toute la journée. 3 selles. T. 40, 1. P. 100.

Le soir. T. 40, 3. P. 102.

Le dimanche 28. Le côté droit de la figure va mieux; la pression sur le cuir chevelu est moins douloureuse. Le côté gauche est toujours très-pris. Le frottement est encore moins marqué; le bruit de galop est bien moins net, le souffle persiste. Le malade a toujours un suintement sanguinolent par le nez; peau toujours chaude, un peu sèche. Il a pu dormir, mais a eu un peu de délire. 4 selles cette nuit. T. 40,3. P. 100.

Le soir. T. 40, 3.

Le lundi 1er mars. A droite, la desquamation commence, le nez se desquame, l'érysipèle diminue un peu à gauche. Le souffle persiste; les bruits de frottement et de galop sont à peine marqués. T. 40,6 P. 104.

Le malade est moins endormi, parle mieux; langue toujours sale, un peu sèche; peau chaude, moite; 6 selles cette nuit..

Le soir. Langue fraîche; l'érysipèle continue à s'effacer à droite. Depuis hier la respiration est un peu plus rapide; on entend dans la poitrine quelques râles sibilants, fins, peu nombreux. T. 40°.

Le mardi 2. L'érysipèle a sensiblement diminué; le menton, la lèvre inférieure sont encore gonflés: la gorge toujours un peu rouge, le pharynx aussi, et l'on y voit quelques filets de sang. On *n'entend plus au cœur que le souffle du premier temps*. Langue fraiche, peau moins chaude. A mieux dormi et d'un sommeil plus calme. Pouls moins ample. T. 39, 8. P. 102.

Le soir. T. 39,3. P. 102.

Le mercredi 3. T. 37,3. P. 80.

Le soir. T. 39,6. P. 100.

Le jeudi 4. Mieux sensible. Érysipèle tout à fait éteint. Au cœur, il ne reste que le souffle de la pointe. T. 36,8. P. 72.

Le soir. 37,8. P. 88.

Le vendredi 5. T. 36,5. P. 68.

Le soir. T. 36,8. P. 72.

Le samedi 6. T. 36,8.

Le soir. T. 37,1. Le malade part ce soir. Il n'y a plus aucune trace de péricardite, le souffle du premier temps est doux, il est moins net que les jours précédents. Qu'est devenu ce souffle? Nous n'avons pas revu lemalade.

Observation X (Rendu).

Érysipèle de la face très-bénin, développé chez une scrofuleuse. — Accidents d'endocardite aiguë devenant permanente et persistant d'une façon définitive.

A. Let..., âgée de 16 ans et demi, entrée le 21 avril 1873 à l'hôpital Saint-Louis dans le service de M. Ernest Besnier (salle Saint-Thomas, n° 65). C'est un type achevé de scrofuleuse; elle est pâle et blonde, à peine développée; dans sa jeunesse, elle a eu de l'impetigo du cuir chevelu, plus tard des ophthalmies et de l'otorrhée; cependant jamais elle n'a présenté d'écrouelles. A l'âge de neuf ans, elle fut atteinte d'un lupus tuberculeux indolent, qui se développa d'abord le long de la branche droite du maxillaire inférieur, puis devint ulcéreux et s'accrut par la périphérie. Cette affection progressa les années suivantes, résistant à tous les traitements. Récemment elle a été soignée par M. Raynaud, qui lui a fait des injections sous-cutanées d'une solution de sublimé au voisinage du lupus; elle en porte encore les traces sous forme de nodosités à sommet ulcéré. Au moment de l'entrée, l'affection présente les caractères suivants : elle occupe une grande partie de la joue droite, contourne la lèvre inférieure et empiète un peu sur la joue gauche. Sur la périphérie de l'éruption, se voit un bourrelet circonférentiel d'un brun violacé, annulaire. Le centre, au contraire, est occupé par des plaques dures de couleur blanchâtre, cicatricielles, simulant complètement l'aspect d'une chéloïde; en ce point, le lupus s'est guéri spontanément.

Pendant la première semaine de son séjour à l'hôpital, on ne constate aucun trouble dans la santé générale; l'auscultation du cœur n'a pas été, il est vrai, pratiquée, mais aucun symptôme n'indiquait une gène quelconque de l'appareil circulatoire.

Le 2 mai. La malade se sentit souffrante, et dans l'après-midi elle eut une syncope. Le soir survint un frisson assez intense et de la fièvre. On eut l'explication de ces symptômes le lendemain, en voyant sur la joue, au voisinage du lupus, une plaque d'*érysipèle*. Il existait également une rougeur diffuse et de la douleur au niveau des ulcérations dues aux injections hypodermiques, qui paraissent avoir été le point de départ de l'affection. Il est juste de dire que, cinq jours auparavant, était entrée dans la salle une femme atteinte d'érysipèle de la face, qui avait été l'origine de la contagion chez notre malade.

L'érysipèle parcourut ses différentes phases très-régulièrement, et même il fut d'une remarquable bénignité; car les symptômes fébriles ne furent réellement intenses que pendant deux jours, et l'affection resta circonscrite au cou, à la nuque et autour du lupus, sans envahir le reste de la face ni la tête. Commencé le 2, il était en complète défervescence le 6; la malade était seulement faible et très-pâle. Au point de vue du lupus, d'ailleurs, cet érysipèle avait eu les meilleurs résultats; car, une fois la desquamation terminée, on s'aperçut que le bourrelet périphérique s'était affaissé et tendait à subir la transformation cicatricielle.

Cependant, malgré cette amélioration dans l'état local, la santé générale était loin d'être satisfaisante. La malade pâlissait, maigrissait à vue d'œil; elle devenait d'une teinte cireuse et d'une faiblesse extrême; la marche était impossible, et à chaque instant survenaient des défaillances. Ces phénomènes, peu prononcés d'abord, s'accentuèrent à partir du 14, huit jours après la défervescence de l'érysipèle. L'auscultation de la poitrine n'avait révélé aucun indice de tubercules.

Le 16 mai. Pour la première fois, on examina complètement l'état du cœur et des gros vaisseaux, en présence des progrès toujours croissants de l'anémie. On constata l'existence d'un *bruit de souffle intense* systolique, ayant son maximum à la pointe du cœur et à timbre musical. Ce bruit s'entendait également à la base et se propageait très-nettement sur les gros vaisseaux, de sorte qu'au début on fut incertain sur la question de savoir s'il s'agissait d'un souffle lié à l'anémie ou à une endocardite. Pourtant la fréquence et la petitesse du pouls, l'oppression qui se manifestait depuis deux jours, l'état général incontestablement grave de la malade firent pencher plutôt vers l'idée d'une lésion organique, et on agit dans ce sens. — 4 petits vésicatoires volants furent placés sur la région précordiale, et la malade fut soumise à un régime composé de bouillon, de lait et de vin de quinquina.

Le lendemain, 17, on commença à lui donner de la digitale, d'abord à très-faible dose, à cause de la tendance continuelle qu'avait la malade aux syncopes (5 gouttes de teinture dans 30 grammes de sirop d'éther); puis les jours suivants, à dose graduellement croissante, jusqu'à 20 gouttes, en augmentant de cinq gouttes par jour. Simultanément, lavements de bouillon et de vin.

Sous l'influence de ce traitement, les forces reviennent un peu; mais l'état fébrile reste le même, et malgré la digitale le pouls oscille entre 120 et 130 pulsations.

Le 20. Les symptômes stéthoscopiques du côté du cœur sont les mêmes; la malade se plaint d'une douleur dans le côté droit; l'auscultation la plus attentive ne fait rien reconnaître. Le lendemain, ce point de côté persiste; la percussion donne une légère différence de son à la base du poumon droit. Il y a aussi diminution du murmure vésiculaire.

Le 22. Il n'est plus douteux qu'il se produit un épanchement dans les deux plèvres, et surtout à droite. On entend, en effet, des frottements fins, simulant des râles sous-crépitants et une respiration faible, un peu soufflante. Quant au *souffle cardiaque*, il *s'accentue de plus en plus*, il est très-intense et se propage jusqu'en arrière de la poitrine, du côté de l'aisselle; il a toujours son timbre musical. *On ne peut plus méconnaître une affection mitrale.* On continue l'emploi de la digitale, dont la dose est portée à 1 gramme de teinture.

A partir de ce moment, l'état fébrile commence à se modifier; le pouls de 130 tombe successivement à 115, 110, 100, 90. Enfin, le 27, il est à 80 pulsations. Il est vrai que, le soir, il offre toujours une légère exacerbation. A cette époque, l'épanchement pleurétique persiste; mais il n'a pas fait de progrès. Du côté du cœur, le souffle est toujours intense, mais il a perdu son caractère musical, il a pris un timbre doux, presque aspiratif. Le second temps est normal; les forces sont aussi revenues sensiblement.

Le 5 juin. Quelques symptômes d'intolérance de la digitale s'étant manifestés, on supprime ce médicament; on continue quelques frictions sur la région précordiale avec de la teinture de scille et de digitale. Depuis lors, le mieux continue; le 15, l'épanchement pleurétique a presque complètement disparu; il ne reste plus qu'un peu de faiblesse du murmure vésiculaire et de la submatité à la percussion. Le souffle cardiaque est toujours intense, mais doux.

Le 4 juillet, la malade est encore dans les salles; son état général est meilleur, et elle tolère bien son affection cardiaque, mais celle-ci ne s'est aucunement modifiée, et il est indubitable qu'il existe une insuffisance organique de la valvule mitrale.

OBSERVATION XI (Raymond).

Contusion du poumon droit et pleurésie consécutive. — Erysipèle ambulant développé sur le point d'application de ventouses scarifiées. — Endocardite dans le cours de l'érysipèle.

G.... (Amaury), 42 ans, menuisier, entré à l'hôpital de la Pitié, le 17 avril, salle Saint-Athanase, n° 32 (service de M. Marrotte), Cet homme, toujours bien portant jusqu'alors, entrait à l'hôpital avec une pleurésie du côté droit, consécutive à une contusion du thorax (12 avril) (1).

Le 18. On applique sur le côté droit 15 ventouses scarifiées. Lavement purgatif.

Le 20. Le malade a passé une mauvaise nuit; vers huit heures du soir, il a été pris de frissons et de vomissements. En inspectant le thorax à droite dans le point précis où ont été appliquées les ventouses, on trouve la peau rouge, chaude, œdémateuse; la coloration est uniformément étendue dans un espace large comme la main. P. 104; T. 39°,3. Une bouteille d'eau de Sedlitz; diète.

Le 21. L'état fébrile a empiré; la plaque érysipélateuse s'est étendue de plus du double. P. 112; T. axill. 39°,6.

Le 22. Il y a un peu moins de fièvre; la peau est moite; le malade demande du bouillon. P. 102; T. axill. 39°.

Le 23. La nuit a encore été mauvaise; le côté fait très-mal au malade; il est dans toute son étendue, depuis la ligne dorsale en arrière jusqu'à la ligne sternale en avant, le siége d'un vaste érysipèle. P. 120; T. axill. 39°,3. Lavements purgatifs; diète.

Le 24. L'érysipèle gagne le cou. P. 108; T. axill. 39°,3.

(1) Cette observation, peut-être un peu discutable, m'a cependant paru mériter d'être rapportée. L'endocardite fut très-nette et fournit même des indications thérapeutiques. Elle me paraît se rapporter à l'érysipèle, car elle se développa dans le cours de cette maladie; quant à la pleurésie, à l'existence de laquelle on aurait pu attribuer la lésion cardiaque, elle était du côté droit et de plus existait déjà depuis un certain temps.

Je laisse de côté la première partie de l'observation, qui a trait seulement aux circonstances de la chute et aux symptômes de la pleurésie.

Le 25. Toute la face postérieure du cou est rouge, œdémateuse, très-douloureuse au toucher; l'érysipèle du thorax a en revanche un peu pâli. P. 112; T. axill. 39°.

Le 26. L'érysipèle semble rester stationnaire. P. 115; T. axill. 38°,7. Lavement purgatif.

Le 27. Tout le cuir chevelu est envahi par l'érysipèle; le malade souffre beaucoup. P. 108; T. axill. 39°,4.

Le 28. Frissons dans la nuit; l'érysipèle presque disparu sur le thorax, a gagné la face antérieure du cou; en outre, le malade se plaint d'avoir des palpitations, et d'être plus gêné pour respirer. L'auscultation du thorax démontre que l'épanchement a bien diminué; il n'y a plus de souffle, et cependant on constate encore la submatité et l'absence de vibrations. Le pouls est plein, vibrant; il s'est relevé, il bat à 118.

En appliquant la main dans la région précordiale, on perçoit les battements du cœur très-exagérés. La percussion montre qu'il n y a pas de changement de volume, pas de frémissement cataire; à la base, au premier temps, existe un souffle rude, râpeux. Les deux temps à-la pointe sont bien frappés. L'auscultation des vaisseaux du cou ne révèle point de bruit anormal. P. 124; T. axill. 39°,6. Traitement : diète, 1 granule de digitaline; vésicatoire sur la région précordiale.

Le 29, L'érysipèle a gagné la face. Même état du cœur. P. 118; T. axill. 39°4.

Le 30. Même état; la face est très-tuméfiée. P. 110; T. axill. 39°. 2 granules de digitaline.

1er mai. L'érysipèle sur le thorax a complètement disparu; au cou et au cuir chevelu il est beaucoup moins prononcé; à la face il tend à disparaître.

Le souffle du cœur est aussi marqué; le malade a des palpitations de temps à autre. P. 98; T. axill. 38°,5.

Le 5. La peau du visage se couvre d'écailles épidermiques; le malade est en pleine convalescence.

Le 15. L'épanchement pleurétique a presque complètement disparu; le souffle du cœur est un peu moins rude; le pouls est fort; depuis quelques jours il n'y a plus de palpitations.

Le 20. Le malade, dont l'appétit est complètement revenu, se lève et en raison du beau temps sort un peu dans la cour.

Le 25. Après une promenade un peu plus longue que de coutume, le malade est rentré avec un peu d'œdème autour des malléoles.

Le 17 juin. Il quitte l'hôpital pour Vincennes; il a toujours à droite un peu de diminution des vibrations thoraciques, et au cœur un souffle beaucoup moins prononcé, mais bien facile à percevoir.

OBSERVATION XII (Kirmisson).

Erysipèle de la face avec complication cardiaque (souffle rude au premier temps à la pointe).

Pecq... (Adèle), âgée de 23 ans, couturière, entre le 23 août 1873, à l'Hôtel-Dieu, salle Saint-Bernard, nº 25 (service de M. Gueneau de Mussy suppléé par M. Ferrand).

Cette malade, à son entrée, raconte que l'érysipèle de la face dont elle est atteinte a débuté le vendredi matin, 22 août, avec des nausées sans vomissements et sans diarrhée. Déjà, depuis le samedi 16, elle éprouvait chaque jour de la fièvre, débutant vers quatre heures après midi par un frisson suivi de chaleur et de sueur. Elle a eu il y a un mois une angine; jamais d'érysipèle; elle ne s'est pas trouvée dans ces derniers temps en contact avec des personnes atteintes d'érysipèle.

Le 24. L'érysipèle qui a débuté autour du nez occupe actuellement les joues, les paupières, le front, les oreilles, le cuir chevelu; la rougeur est limitée par un rebord net à la partie inférieure des joues et à la région mastoïdienne. La langue est blanche, sèche, rouge sur les bords. La rate est un peu développée et douloureuse.

La matité précordiale commence à la troisième côte; toute la région précordiale est soulevée pendant la systole ventriculaire; le choc de la pointe se fait sentir avec force dans le cinquième espace intercostal. On entend au premier temps un souffle rude, dont le maximum est à la pointe, mais qui se propage à la base, au niveau du bord gauche du sternum et du cartilage de la deuxième côte gauche. Le second bruit à la base est rude et dédoublé. Il existe un peu de sensibilité au niveau du nerf phrénique gauche, entre les attaches du sterno-mastoïdien. Le pouls est serré, à 120 p. Les urines ne renferment pas d'albumine. Badigeon d'éther camphré sur les parties envahies par l'érysipèle. Potion avec 20 gouttes de teinture de digitale.

Le 25. 104 p. L'érysipèle s'est étendu vers le front et la partie inférieure des joues. Le pouls est toujours serré; l'impulsion cardiaque est moins énergique; le souffle persiste à la pointe; le second bruit est toujours rude à la base.

Le 26. 88 p. L'érysipèle a gagné l'oreille droite; le gonflement et la rougeur ont diminué aux joues; le cuir chevelu et le front sont encore sensibles. Le souffle a presque complètement disparu à la pointe; le second bruit est moins rude à la base, où l'on entend toujours le dédoublement. Potion avec 10 gouttes de teinture de digitale.

Le 27. 64 p. Le gonflement et la rougeur ont beaucoup diminué; l'érysipèle persiste seulement vers l'oreille droite.

Le 28. L'érysipèle a disparu à la face; il existe seulement un peu de rougeur sur les parties latérales du cou. On n'entend plus de souffle à la pointe; la digitale est supprimée.

Le 29. 72 p. Toute trace d'érysipèle a disparu.

Le 30. 64 p. Quelques jours après, la malade quitte l'Hôtel-Dieu, ne ressentant aucune gène du côté du cœur, mais conservant toujours des bruits d'un timbre éclatant, et un dédoublement du deuxième temps à la base.

Oservation XIII (Porak).

Erysipèle de la face. — Congestion pulmonaire. — Vers la fin de l'érysipèle, endocardite. — Persistance d'un bruit de souffle à la pointe.

Des....., blanchisseuse, âgée de 63 ans, entre le 21 juillet 1873, à l'Hôtel-Dieu, salle Saint-Pierre, n° 21 (service de M. Damaschino).

Cette malade a toujours joui d'une très-bonne santé, et dit n'avoir jamais eu de maladie de quelque importance. Interrogée plus spécialemeat au sujet de l'érysipèle, de la chorée, du rhumatisme, de la scarlatine, elle affirme n'avoir jamais souffert de ces maladies. Elle n'a jamais eu ni palpitations, ni dyspnée.

Le samedi 19, elle ressentit des douleurs de tête intenses, une grande faiblesse avec un malaise marqué. Le soir, en retournant chez elle, elle fut prise de fièvre, de frissons et d'une grande soif; toute la nuit se passa dans une insomnie complète. Ce n'est que le lendemain qu'elle s'aperçut que sa joue droite était tuméfiée, rouge, douloureuse. Elle n'avait pas de plaie sur la figure. Il y avait des phlyctènes qui se sont ouvertes seules dans la journée. L'érysipèle fit de rapides progrès et envahit toute la face. La fièvre était intense.

Le 21. La malade entre dans le service. Nous constatons des traces de desquamation sur les deux joues et des croûtes qui recouvrent les deux pommettes. Le bourrelet de l'érysipèle dépasse très-peu les limites du cuir chevelu au front, forme un relief des plus nets. La rougeur, l'œdème sont accusés; la douleur est augmentée par la pression.

L'auscultation du cœur et des poumons ne fait rien reconnaître de particulier. Pouls dicrote (85). La peau est sèche; inappétence; constipation opiniâtre. La malade n'est pas allée à la garde-robe depuis plusieurs jours ; la langue est très-sale ; l'urine, examinée par l'acide nitrique et la chaleur, donne un très-léger nuage. Pas de sucre. Pr. Ipéca, 1 gr. 50, tartre stibié, 0,05 ; sulf. de quinine, 0,75.

Le 22. L'érysipèle s'étend sur le côté droit de la face ; il gagne le nez et le pharynx, aussi la malade se plaint-elle de douleur de gorge et d'enchifrènement. Par l'examen direct, on constate, en effet, une rougeur très-intense de toute l'arrière-bouche. La palpation du cuir chevelu est douloureuse, on constate de l'œdème. T. ax. 38° 1 ; soir 39° 4.

Le 23. L'érysipèle est toujours très-étendu ; il n'y a pas de phlyctènes. L'auscultation de la poitrine permet de constater des râles sibilants très-abondants ; sonorité à la percussion. L'abondance des râles rend difficile l'auscultation du cœur ; la pointe cependant est plus facile à ausculter ; il n'y a pas de bruits anormaux ; transpiration abondante. L'urine examinée de nouveau ne se trouble plus par l'acide nitrique. T. 40° 2, soir T. 40° 7.

Le 24. La malade a eu du délire pendant la nuit ; elle cherchait à se lever. Pas de selles depuis deux jours ; sudamina très-nombreux formant une éruption confluente sur le tronc, surtout à la partie antérieure et sur les bras ; quelques pustules d'ecthyma. T. 39°7 ; le soir, 40°2. Pr. 25 gr. H. ricin ; potion avec 0,50 de musc.

Le 25. Amélioration, mais pas de selles. On prescrit 25 grammes d'huile de ricin avec deux gouttes d'huile de croton ; T. 38°8.

Soir. Plusieurs selles abondantes. T. 39°8.

Le 26. T. 38°6. Lavement camphré. Soir T. 39°.

Le 27. T. 36°8. La malade n'a plus de délire ; on supprime le musc et on donne une potion de Todd. Soir. T. 39°2.

Le 28. L'érysipèle s'étend sur toute la joue droite et gagne le cou. La malade est toujours couchée de ce côté qui est, par suite, très-œdématié. A l'auscultation du poumon, on constate des râles fins à droite dans le tiers inférieur du thorax. T. 39°2. Soir T. 39°6 (huile de ricin, 25 gr.)

Le 29. Les râles sous-crépitants s'entendent aux deux bases, dans le tiers inférieur des deux poumons ; à droite un peu de submatité ; bruits du cœur normaux à la base ; mais *à la pointe* on entend un *bruit de souffle systolique* prolongé. Le cœur n'est pas hypertrophié ; la pointe bat juste au-dessous du mamelon dans le cinquième espace intercostal. Le pouls est plein, régulier. L'érysipèle ne fait plus de progrès. T. 38°4. On supprime le sulfate de quinine. Soir T. 39°6.

Le 30. Râles beaucoup moins abondants. T. 38°1.

Soir. Les râles sont aussi nombreux qu'hier, et surtout abondants à droite; toux fréquente; crachats mousseux. Du reste l'érysipèle guérit; desquamation sur la face; il y a deux très-petites collections purulentes au-dessus du sourcil droit et au niveau de la pommette gauche. T. 38°2.

1er août. On n'entend plus de râles sous-crépitants, mais les râles sibilants sont toujours aussi nombreux; on les entend des deux côtés.

Les jours suivants, la malade va beaucoup mieux; son érysipèle est complètement guéri. Elle a maintenant une véritable éruption de furoncles; on en trouve beaucoup sur les parties antérieure et postérieure du tronc et sur la nuque. *Le bruit de souffle cardiaque est toujours notable; son timbre doux a fait place à un timbre beaucoup plus rude.* Du reste la malade ne se plaint pas de douleur précordiale ni de palpitations. Son affection cardiaque ne la gène pas. La bronchite persiste; la toux est toujours forte; les crachats sont spumeux; des râles sibilants et ronflants s'entendent des deux côtés de la poitrine.

Le 12. La bonchite est en voie de guérison; on n'entend plus que quelques râles dans la poitrine ; le bruit de souffle cardiaque est diminué d'intensité; tumeur ganglionnaire au-dessous du maxillaire inférieur (deux ganglions très-volumineux); le tissu cellulaire sous-cutané est œdématié.

Observation XIV (Voisin).

Erysipèle de la face avec endocardite.

Gr....., horloger, âgé de 31 ans, entre le 21 juin 1873, à l'Hôtel-Dieu, salle de l'Ange-Gardien, n° 17 (service de M. Oulmont).

Antécédents. Bonne santé habituelle ; aucune maladie; bonne hygiène; pas d'habitudes alcooliques. Père, boulanger, mort à 52 ans, d'une maladie des voies respiratoires; frères et sœurs bien portants. Le 18 juin, cet homme se trouva courbaturé, mal à l'aise, alla se coucher, ne dormit pas. Le lendemain mal à la gorge, fièvre, frisson avec claquements de dents et vomissements. Le soir gonflement de l'oreille droite; l'érysipèle se répandit progressivement à la face.

Le 21 soir. P. 96, T. ax. 39°5, R. 24.

Le 22 matin. Gonflement de l'oreille gauche, de la joue et de la paupière. Phlyctènes; rougeur très-prononcée; rien au nez; cuir chevelu très-douloureux du même côté jusqu'à la partie médiane; rougeur sur le cou en arrière, gagnant le milieu des épaules ; ganglions sous-maxillaires du côté droit gros et douloureux; céphalalgie très-vive ; un peu de délire. Le malade a dormi un peu. Langue très-épaisse, sale, jaunâtre; nausées, constipation; rien du côté des poumons ni du cœur ; pouls régulier, 104 ; T. 41°1 ; pas d'albuminurie. Pr.: limonade, 1 bouteille eau de Sedlitz ; vin ; bouillon.

Soir. P. 108, T. 41°4, R. 28.

Le 23. Dans la nuit le malade a eu du délire ; ce matin, frisson ; P. 100, T. 40° 3. L'érysipèle s'est étendu au nez et à la paupière de l'autre côté. Il s'est avancé aussi dans le cuir chevelu. Langue blanchâtre, humide ; soif vive ; deux selles diarrhéiques ; rien au cœur.

Soir. P. 120. T. 40. Le premier bruit est prolongé, et parfois il y a un dédoublement de ce temps ; pas de frottement ; rien dans l'urine.

Le 24. L'érysipèle a augmenté ; toute la face est prise, ainsi que le cuir chevelu ; délire cette nuit ; même état du cœur. P. 92, T. 40°3. 1 bout. d'eau de Sedlitz.

Soir. P. 100, T. 39°3.

Le 25. Délire toute la nuit, le malade voulait se lever. P. 80, T. 37° 5.

Soir. P. 94, T. 38°5.

Le 26. La température a remonté à 39°3, P. 104. Nouvelle plaque au front, à gauche ; les paupières sont encore rouges et très-gonflées ; au niveau de l'occiput, dans le cuir chevelu, douleur très-vive à la pression dans un point limité. Au cœur, à la pointe, souffle au premier bruit. Il n'y a plus de dédoublement du premier bruit. Langue très-épaisse, blanche ; céphalalgie.

Soir. P. 112, T. 40°1.

Le 27 m. Le nez est encore très-gonflé et très-rouge. Le cuir chevelu à la région occipitale, à droite, est encore très-douloureux ; empâtement à la pression ; les paupières sont encore gonflées et les yeux fermés ; la rougeur du front a disparu ; desquamation au front et aux tempes ; langue humide, soif modérée ; pas de délire ; encore un peu de céphalalgie ; rien dans les urines. Au cœur les bruits sont sourds, mais il n'y a plus de souffle ni de dédoublement. P. 88, T. 37°6.

Soir. P. 92, T. 39°6. L'érysipèle s'est étendu dans le cou et entre les deux épaules.

Le 28 m. Rougeur dans le cou et entre les deux épaules, douleur à ce niveau, ainsi qu'à l'occiput ; le nez est gonflé ; les paupières sont moins tuméfiées ; les yeux sont ouverts. P. 56, T. 36°7.

Soir. P. 64, T. 36°8.

Le 29 m. P. 88, T. 36°6. Dégonflement du nez et des paupières, desquamation. Il n'y a plus de douleur dans le cou.

10 juillet. Le malade part à Vincennes, très-bien portant.

Observation XV (Voisin).

Erysipèle de la face. — Endocardite légère.

Grav...., cultivateur, âgé de 44 ans, entre le 14 mai 1873 à l'Hôtel-Dieu, salle de l'Ange gardien, n° 12 (service de M. Oulmont). Jusqu'alors il n'avait jamais été malade.

9 mai. Après avoir eu froid, il eut des frissons avec claquements de dents, de la fièvre. Pas de vomissements.

Le 11. Apparition de l'érysipèle autour du nez. Pas de mal de gorge auparavant; mais avant l'apparition de l'érysipèle, douleur dans les ganglions sous-maxillaires.

Le 15. On constate un gonflement du nez et des deux yeux. Les yeux sont fermés, rouges. Bulles à la base du nez; les deux joues jusqu'au sillon naso-labial sont gonflées; rien dans le cuir chevelu et les oreilles; le front est gonflé. Au cœur, bruit de souffle à la pointe au premier temps. Bruits sourds; quelquefois on n'entend pas le souffle. A la base, le premier bruit est sourd et le second est bien claqué. P. 104; T. 39°,3. Délire tranquille dans la nuit. Langue belle; constipation; urines troubles par la chaleur; quelques râles sibilants dans la poitrine. Pr. : 1 bouteille d'eau de Sedlitz; vin de quinquina.

Soir. Bruit de souffle au premier temps, à la pointe; un autre à la base dans le deuxième espace intercostal, à gauche du sternum. P. 108; T. 39°,5.

Le 16. L'érysipèle ne s'est pas étendu; moins de gonflement et de rougeur, les yeux sont encore très-gonflés et fermés. P. 84; T. 39°,7. A la pointe, premier bruit légèrement soufflé. Pas de palpitations; rien dans le péricarde.

Soir. P. 88; T. 39°,1.

Le 17. Dégonflement des yeux. Défervescence. P. 60; T. 37°,5.

Le 18. Dégonflement de la face.

Le 19. Le premier bruit à la pointe est encore un peu prolongé, mais pas de souffle proprement dit.

Le 30. Le malade part à Vincennes.

Observation XVI (Artus).

Erysipèle de la face. — Endocardite snrvenant dans le cours de la maladie.

Gath....., domestique, âgée de 22 ans, entrée le 15 septembre 1873, à l'Hôtel-Dieu, salle Saint-Landry, n° 25 (service de M. Lancereaux).

Bonne santé habituelle; tendance aux épistaxis; Menstruation irrégulière et difficile. Pas d'érysipèle antérieur; ni rhumatisme, ni chorée ni fièvres éruptives; quelquefois des palpitations. Jamais d'œdème des jambes.

Huit jours environ avant ses règles, elle fut prise d'une céphalalgie intense, avec malaise général; elle s'aperçut en même temps de l'existence, sur la joue gauche, d'une plaque rouge peu étendue, tranchant sur la pâleur habituelle de son teint. Cette plaque était le siége d'uue chaleur très-désagréable. — La rougeur disparut au bout de deux jours sans desquamation. Elle conserva toujours depuis de l'inappétence et un certain malaise. Ses règles arrivèrent sur ces entrefaites et furent aussi abondantes que de coutume.

Deux jours après, le 11 septembre, la malade gratta un petit bouton qui se trouvait près du lobule du nez à gauche. Le soir, après avoir travaillé toute la journée à lessiver, elle fut prise d'un violent frisson, avec vomissements, courbature générale, fièvre intense, grande agitation nocturne. Elle resta alitée chez elle jusqu'au 15. Du 12 au 15, apparition d'une plaque érysipélateuse au niveau du bouton écorché. La malade est explicite sur ce point.

Le 15. Plaque rouge peu étendue, de la largeur d'une pièce de 100 francs sur la joue gauche au-dessus de l'aile du nez avec un rebord abrupte saillant. Cette rougeur s'étend jusqu'au grand angle de l'œil et est le siége d'une vive ardeur. La température à ce niveau est sensiblement plus élevée que celle de la joue du côté opposé. Céphalalgie; nausées, vomissements bilieux peu abondants, mais très-pénibles, nécessitant de grands efforts; constipation opiniâtre. Urines fébriles très-sédimenteuses, ne contenant pas d'albumine; soif excessive, langue sèche. *Rien au cœur;* quelques palpitations; l'auscultation ne révèle aucnn bruit morbide, les battements du cœur sont précipités. T. A. 39°; P. 100. Fomentations d'eau de sureau; ipéca 2 grammes.

Le 16. Toute la joue gauche est envahie. Insomnie; agitation. T. 38°,6.

Le 17. L'érysipèle a gagné le front, tuméfaction des paupières; insomnie. T. 38°. Palpitations violentes; l'auscultation du cœur fait constater à la pointe du cœur et au premier temps un *bruit de souffle* doux.

Le 18. La joue droite, ainsi que la lèvre supérieure, sont pures; face méconnaissable, considérablement tuméfiée. Le cuir chevelu est légèrement envahi. Langue sèche, rugueuse, légèrement fuligineuse; grande agitation; insomnie; diarrhée abondante depuis le purgatif. T. 38°,4. Lavement avec laudanum, 15 gouttes.

Le 19. Tout le cuir chevelu est envahi, ainsi que les oreilles et le menton. Céphalalgie intense; délire bruyant; bouche fuligineuse. T. 40°,2; P. 112. Attribuant ces troubles à l'alcoolisme, on ordonne : chloral, 2 grammes.

Le 20. Nuit relativement calme, encore un peu de délire. Céphalalgie intense. T. 38°,6. Pas de selles depuis deux jours. L'érysipèle est stationnaire. Chloral 2 grammes; lavement émollient.

Le 21. La desquamation commence. T. 37°,6. Nuit très-calme; céphalalgie.

Le 27. Desquamation complète. La malade se plaint encore de lourdeur de tète, de dureté de l'ouïe et d'un peu d'angine. Inappétence; langue humide; souffle persistant au cœur. T. 37°,4. Infusion de houblon.

3 octobre. La malade est reprise de fièvre et nausées sans vomissements. Nouvelle poussée érysipélateuse sur la joue droite au niveau de l'angle interne de l'œil. T. 38°,6.

Le 6. La desquamation commence. T. 38°.

Le 22. La malade va au Vésinet. Le bruit de souffle persiste au cœur, mais il est moins prononcé qu'au début.

Observation XVII (Clermont).

Erysipèle du cou. — Péricardite avec épanchement abondant. — Mort.

L..., externe dans le service de M. Alphonse Guérin, portait depuis fort longtemps une adénite cervicale polyganglionnaire volumineuse. De temps en temps s'ouvraient de petits abcès. Pas d'autre affection connue.

Au mois de mars, il avait depuis quelque temps, en arrière de l'oreille, un orifice fistuleux d'abcès. Tout d'un coup il cesse de venir; je vais le voir après deux jours d'absence. Il avait un érysipèle du cou développé autour de l'orifice fistuleux. (Il y avait alors dans le service plusieurs cas d'érysipèle.)

L'érysipèle de L... n'était pas très-marqué. Rougeur blafarde, diffuse, peu étendue. Pas de tuméfaction de la peau, pas de liséré, pas de fièvre. Le malade était debout, mangeait. Le pronostic paraissait favorable.

Le surlendemain, mon collègue Picard va le voir, le trouve agité, respirant difficilement, se plaignant d'un sentiment d'angoisse diaphragmatique et de douleur précordiale. Le pouls était très-fréquent (140). L... prétend avoir eu plusieurs fois sans aucune suite cet état qu'il qualifie de nerveux. L'érysipèle avait diminué.

Deux jours après, nous y retournons, Picard et moi; il était très-oppressé, couché dans le décubitus dorsal, respirant à grand'-

peine, parlant à voix basse, d'une façon saccadée. Le pouls était très-fréquent et très-petit ; il y avait de la douleur précordiale et un peu de cyanose faciale. L'érysipèle avait disparu.

L... était dans un état si mauvais que nous n'osâmes pas l'ausculter. M. Charcot l'avait vu et avait fait appliquer un vésicatoire sur le cœur. Nous sortîmes, frappés de l'état excessivement grave de L... et du danger immédiat que courait sa vie. En sortant, nous rencontrâmes un de ses amis qui avait assisté à l'examen fait par M. Charcot. Il nous donna le diagnostic porté : péricardite avec épanchement abondant. Il nous parut moins frappé que nous de l'actualité du danger ; du reste, il n'avait pas vu le malade depuis ce matin. L'aggravation rapide ainsi constatée rendait le pronostic encore plus grave. L'événement le justifiait quelques heures après ; en effet, L... mourait dans la nuit vers deux heures du matin.

Remarques. Bien que cette observation soit très-incomplète et représente seulement une note que mon ami Clermont a bien voulu rédiger d'après ses souvenirs, elle m'a paru assez importante pour mériter d'être signalée à côté de celles qui précèdent. La bénignité de cet érysipèle développé chez un scrofuleux et, d'autre part, la rapidité de la marche et la terminaison fatale de la péricardite sont deux points qui doivent être opposés l'un à l'autre ; par là, cette observation se rapproche à quelques égards de l'observation 10.

Observation XVIII (Gubler) (1).

Erysipèle à la tête. — Fièvre intense. — Endopéricardite avec léger épanchement. — Palpitations. — Traitement antiphlogistique ; bromure de potassium. — Guérison.

Une femme atteinte d'érysipèle de la face entre à l'hôpital Beaujon, salle Sainte-Marthe, n° 41, le 15 décembre 1864. M. Gubler constate, en même temps qu'une fièvre intense avec pouls à 150, un bruit de souffle râpeux au premier temps.

Les deux jours suivants, la fièvre s'apaisant sous l'influence du tartre stibié et des autres moyens de traitement, le souffle semble

(1) Martineau, Des endocardites, Th. d'agrég., 1866, p. 113.

diminuer. Cependant, le 18, il s'y joint un bruit de frottement doux dans la région de la pointe, et, le lendemain, le souffle paraît manifestement accru, bien que le pouls soit tombé à 95. Il existe en même temps des palpitations pénibles pour la malade, et la main de l'observateur appliquée sur la région précordiale perçoit un frémissement très-marqué.

Le 20. Le souffle est encore râpeux, mais le frottement a disparu ; le pouls est à 90.

Dès le lendemain, on note la cessation de l'érysipèle, et la malade demande à manger ; retour d'un bruit de lèchement dans la région de la pointe. Le bruit d'orifice persiste encore avec son caractère rude, puis il diminue sensiblement.

A partir du 22, la fièvre s'éteint ; néanmoins les palpitations continuent avec des alternatives de diminution et de recrudescence. Le bromure de potassium à la dose de 2 grammes par jour calme les contractions cardiaques. La malade sort guérie et n'offrant plus de bruits anomaux.

Observation XIX (1). — S... E..., âgé de 10 ans, est entré, le 10 juillet 1870, à l'hospice de l'Antiquaille, pour un lupus qui a envahi le nez, les joues et les paupières.

2 octobre. Sans cause appréciable, il éprouve un peu de céphalalgie, refuse tout aliment, et, trois heures après, éclate tout à coup un violent délire ; vingt minutes après, le délire est plus calme, mais il persiste néanmoins, et cet état se prolonge jusqu'au milieu de la nuit. P. 140, T. ax. 40,2. L'auscultation ne révèle aucune lésion des organes respiratoires, mais un souffle cardiaque manifeste.

Le 3, à sept heures du matin. Le malade est plus calme ; l'intelligence est plus nette ; il répond aux questions qu'on lui adresse et accuse toujours une violente céphalalgie. P. 140, T. 39,6. Il n'y a pas d'angine ; les urines contiennent une grande quantité d'albumine. Le souffle du cœur persiste encore.

Soir. P. 140, T. 40,2. On peut voir les ganglions engorgés dans les régions sous-maxillaire et parotidienne gauches. La langue est couverte d'un enduit blanchâtre. Il y a des vomissements extrêmement abondants. Les poumons, de nouveau auscultés, ne présentent aucune lésion, et le souffle cardiaque, qui était si distinct, a complètement disparu.

Le 4, sept heures du matin. On voit sur l'oreille gauche une rougeur érysipélateuse qui a envahi le pavillon tout entier. P. 120, T. 40°.

(1) Courbon. De l'érysipèle scrofuleux, Th. Paris, 1872, p. 25.

Les jours suivants l'érysipèle suit son cours, mais le souffle ne reparaît pas.

Remarques. Que s'est-il passé du côté du cœur? — Certes, il serait difficile de le dire. On ne peut admettre un souffle fébrile, car, à deux jours de distance, avec la même fréquence du pouls, la même température, on trouve un souffle très-net, puis les bruits normaux L'érysipèle existait-il déjà à cette époque et est-il sorti par l'oreille comme on l'a quelquefois observé? Le fait est possible mais non démontré. Faut-il adopter une interprétation analogue à celle que donne M. Gueneau de Mussy dans l'observation qui suit? Je n'oserais l'affirmer; mais, en tout cas, le fait m'a paru intéressant.

Observation XX (1). — Femme de 70 ans, ayant des antécédents de rhumatisme, prise subitement de frissons et de fièvre. Symptômes de congestion de l'encéphale et du poumon. Puis, le quatrième jour, érysipèle de la face qui, après avoir envahi le front, s'éteint au bout de quatre jours. Au moment de l'entrée, on avait noté un prolongement rude systolique.

Si j'ai rappelé cette observation, ce n'est pas à cause du bruit de souffle constaté chez cette malade; car on ne sait s'il est récent, s'il a persisté et si la malade avait eu des rhumatismes. C'est seulement à cause des réflexions dont la fait suivre M. Gueneau de Mussy.

« Ne peut-on pas admettre, dit-il, sans être accusé de forcer les analogies, que l'ensemble des manifestations observées constitue une fièvre érysipélateuse à localisations multiples, successives et disséminées, différant par ce dernier trait de la fièvre érysipélateuse ordinaire, dont les localisations sont multiples, successives,

(1) Gueneau de Mussy. De la fièvre érysipélateuse, *Gaz. des hôp.*. 1867.

mais contiguës, commençant par un point et se propageant de proche en proche.

J'emploie à dessein ce mot de fièvre érysipélateuse déjà adopté par quelques anciens. Dans l'érysipèle, la fièvre est si peu symptomatique de l'affection cutanée, qu'elle la précède le plus ordinairement et tombe avant la disparition complète de la congestion tégumentaire. »

Observation XXI (Schwebel) (1).

Dans une thèse sur l'érysipèle des nouveau-nés (1) le Dr Schwebel décrit ainsi les lésions observées sur les organes thoraciques des enfants morts à la suite d'érysipèle.

« Les poumons présentaient quelquefois tous les degrés de l'inflammation; d'autres fois, ils étaient parfaitement sains, et la plèvre et le péricarde se trouvaient enflammés. Ce dernier était tantôt distendu par une quantité assez considérable d'une sérosité jaune-rougeâtre, entremêlée de flocons purulents ; tantôt des adhérences nombreuses existaient entre lui et le cœur. Osiander dit avoir observé une fois l'inflammation de l'oreillette droite (?). » (P. 25.)

Plus loin, le même auteur rapporte une observation dont voici le résumé (p. 35, 2e obs.).

Garçon bien portant jusqu'au quatorzième jour. A cette époque, teinte ictérique de toute la surface cutanée et rougeur aux parties génitales et à l'anus.

Le lendemain, érysipèle très-net.

Le cinquième jour l'érysipèle a presque disparu.

Le sixième jour, nouvelle plaque rouge.

Le quinzième jour, nouvel érysipèle à la joue, à l'épaule et au bras du côté droit.

Le dix-huitième jour, ces symptômes disparaissent. Le même jour, l'enfant est pris de convulsions et meurt le dix-neuvième jour de sa maladie.

Autopsie. — Dans le médiastin antérieur, sur le thymus jusqu'à la glande thyroïde, ainsi que sur le péricarde, le tissu cellulaire est très-lâche et infiltré d'une sérosité jaunâtre, semblable à celle que nous avons trouvée sous les téguments du crâne et sous le cerveau.

(1) Schwebel. Thèse de Strasbourg, 1835, no 1103, t. L.

Le péricarde est distendu et contient près d'une once de sérosité rougeâtre, trouble, dans laquelle nagent des flocons albumineux. Le cœur est très-injecté. Le ventricule droit est vide ; l'oreillette est remplie par une masse polypeuse, jaune clair et transparente, en quelques points semblable à de la sérosité coagulée.

Observation XXII (Lediberder) (1). — Enfant de 6 à 7 ans, mort des suites d'un érysipèle. A l'*autopsie*, péricarde distendu par une sérosité trouble. Fausses membranes assez épaisses. Pas de trace d'endocardite. Le cœur paraissait flasque, aminci.

Observation XXIII (Thoinnet) (2). — Homme de 57 ans, terrassier, débilité par les privations et la misère. Accès de fièvre irréguliers. Bronchite. Vésicatoire. Cinq jours après, le vésicatoire, qui a suppuré, est entouré d'une légère inflammation érysipélateuse. Mort par asphyxie et affaissement général.

A l'autopsie, inflammation de date récente, envahissant les poumons, les plèvres et le péricarde. Les deux séreuses contenaient des fausses membranes molles et épaisses et de la sérosité.

Le même auteur rapporte (p. 17) une autre observation dans laquelle l'érysipèle a peut-être eu quelque influence sur la production d'accidents cardiaques ; mais le fait est trop douteux pour qu'on puisse en tenir compte.

Il s'agit d'un homme de 20 ans, qui, après un érysipèle développé à l'occasion d'un vésicatoire, fut pris d'une albuminurie persistante et présenta, deux mois après, des troubles cardiaques graves.

Enfin je rappelle, en terminant, les observations de M. Duroziez (3), et je me contente de signaler les faits de Bergmann (4) qui, chez deux enfants morts d'érysipèle malin, trouva des ecchymoses sous l'endocarde.

(1) Bull. de la Soc. anat., 1866, p. 500.
(2) Thoinnet. Th. de Paris. 1859, nº 186, p. 21.
(3) *Gaz. des hôpitaux*, 1866, p. 589.
(4) Cité dans Blum : De la septicémie chirurgicale aiguë, Th. de Strasbourg, 1870, p. 52.

Les dernières observations que je viens de rapporter n'ont, on le comprend de reste, qu'une valeur fort restreinte, et, si je les ai citées, c'est moins dans l'intention de m'en servir, que pour montrer l'insuccès de mes recherches.

Examen critique des observations.

Je me propose d'examiner ici jusqu'à quel point on est autorisé à admettre une lésion du cœur dans les faits dont je viens de donner la relation. Parmi ces faits, il en est quelques-uns pour lesquels l'examen anatomique a pu être pratiqué ; pour les autres, c'est-à-dire pour le plus grand nombre, c'est seulement d'après les symptômes observés pendant la vie qu'on a posé le diagnostic.

En laissant de côté quelques observations trop incomplètes pour qu'on puisse en tenir compte, nous voyons que trois cas seulement ont été suivis d'autopsie (obs. 5, 6 et 8).

La première de ces observations est, je le reconnais, fort peu concluante en faveur de l'endocardite, puisque l'on ne trouva rien qu'un épaississement douteux de la valvule mitrale ; je ferai toutefois remarquer que, d'après les caractères du souffle, on devait s'attendre à une lésion peu profonde et peut-être cette lésion existait-elle en effet. On a enseigné pendant longtemps que, sur les téguments, l'érysipèle pouvait ne pas laisser de traces après la mort ; les recherches histologiques de M. Vulpian, celles de MM. Volkmann et Steudener ont montré combien cette opinion était peu fondée. Il est fort possible aussi que, dans ce cas où, je le répète, on avait seulement constaté un léger souffle, il ait existé à ce moment une altération des valvules que l'examen microscopique eût fait découvrir. Quoi qu'il en soit, je passe volontiers condamnation sur ce fait qui m'a semblé toutefois devoir être signalé.

Dans l'observation 6, au contraire, la lésion de l'endocarde ne peut être mise en doute. Il est même remarquable qu'elle existait dans les deux ventricules.

Dans le fait de l'obs. 8, le cœur présentait des lésions de deux ordres : des lésions anciennes et des lésions récentes. L'endocardite aiguë était des plus nettes sur les pièces que j'ai pu examiner grâce à l'obligeance de mon ami Rabourdin. Les épaississements partiels tranchant par leur coloration d'un rouge-groseille sur la teinte générale d'un gris jaunâtre et contrastant par leur faible consistance avec la dureté des replis valvulaires, avaient une apparence tout à fait caractéristique; et je crois que si cette observation présente quelque incertitude, c'est seulement au point de vue de la nature de l'endocardite. Il est difficile, en effet, de décider quelle est la part qui revient à l'érysipèle et à l'état d'altération chronique de l'endocarde, mais il me semble que l'érysipèle ne peut être mis hors de cause en ce qui concerne la lésion récente.

Quant aux faits privés du contrôle anatomique, l'appréciation est assurément plus délicate, mais non point impossible. Il faut seulement se tenir en garde contre plusieurs causes d'erreur. Les troubles fonctionnels dans l'endocardite sont trop inconstants pour servir au diagnostic, et celui-ci repose presque entièrement sur les phénomènes d'auscultation. Or l'existence d'un souffle, même bien constaté, ne suffit point à caractériser une endocardite. Car ce souffle peut être le fait d'une ancienne affection cardiaque, de l'anémie, de l'état fébrile; il peut enfin se passer en dehors du cœur.

Lorsque le souffle existe déjà quand on examine le malade pour la première fois, on peut croire à une *ancienne affection cardiaque*, et l'on doit toujours, en pareil cas, avoir présente à l'esprit cette éventualité possible.

Pourtant, lorsqu'on ne trouve dans les antécédents du malade rien qui autorise cette hypothèse (1); lorsqu'on ne constate point d'hypertrophie du cœur, quand on voit le souffle se modifier d'un jour à l'autre dans le cours de l'érysipèle, on peut le plus ordinairement écarter l'hypothèse d'une lésion ancienne; j'accorde toutefois que, dans certains cas, on doit garder une prudente réserve.

Le souffle de l'*anémie* a toujours son siége ou tout au moins son maximum au foyer d'auscultation des bruits de l'orifice aortique ou de l'orifice tricuspide; il est doux et ne présente point le même timbre que celui qu'on observe dans les lésions valvulaires. Le diagnostic est le plus souvent assez facile, surtout si l'on ajoute aux caractères du souffle lui-même les considérations tirées de l'examen des autres symptômes.

Les deux autres hypothèses que je faisais tout à l'heure doivent nous arrêter un peu plus.

Le souffle *extra-cardiaque*, connu de Laënnec, mais qui n'a été bien décrit que dans ces derniers temps,

(1) C'est la constatation de ces antécédents morbides qui m'a fait rejeter les observations de M. Duroziez.

en particulier par mon excellent maître, M. Potain, et l'un de ses élèves, le Dr Choyau (1), n'est pas, en général, difficile à distinguer du souffle endocardiaque lorsqu'on y pense ; mais c'est là, je crois, l'exception.

En effet, à part quelques médecins étrangers (Friedreich, Richardson, etc.), c'est à peine si les auteurs en font mention. Pour montrer l'importance de ce diagnostic et indiquer en même temps les conditions qui permettent de l'établir, je ne crois pouvoir mieux faire que de rapporter ici le résumé d'une observation prise en 1866, sous la direction de M. Potain. Cette observation est d'autant plus intéressante qu'elle a pour sujet un homme affecté de rhumatisme avec endocardite, et chez lequel, malgré cette complexité, le diagnostic a pu être posé.

Observation XXIV (personnelle, résumée).

Rhumatisme articulaire aigu. — Pleurésie double. — Endocardite légère. — Bruit de souffle extra-cardiaque.

Pons...., mégissier, âgé de 24 ans, entra à l'hôpital Necker le 14 novembre 1866, pour un rhumatisme articulaire aigu généralisé (seconde attaque). On put constater à ce moment les signes d'un épanchement pleural double peu abondant, et un léger souffle râpeux à la pointe du cœur.

Le 17. On retrouvait à peine quelques traces de ce souffle, mais on put percevoir un souffle qui paraissait avoir son siége en dehors du cœur.

On l'entend presque exclusivement dans le point où le poumon recouvre le cœur, et son maximum d'intensité correspond au commencement de l'expiration, c'est-à-dire au moment où le poumon est plus directement appliqué contre le cœur. Il disparaît presque au moment de l'inspiration. Il est aussi beaucoup plus marqué lorsque les pulsations cardiaques sont plus énergiques, soit par le fait de l'émotion, soit pour toute autre cause ; ainsi, assez intense lorsqu'on s'approche du malade, et pendant qu'on commence l'in-

(1) Choyau. Des bruits pleuraux et pulmonaires dus aux mouvements du cœur. Thèse de Paris, 1869.

terrogatoire, il diminue progressivement au bout de quelque temps de repos. Il commence avec le premier temps et se prolonge un peu pendant le petit silence.

Outre la considération du siége, il se distingue encore du souffle anémique par son timbre et par sa rudesse. Mais les deux caractères les plus importants sont : d'abord son siége (au-dessus de la pointe, dans le lieu où le cœur est recouvert par le poumon), puis ses irrégularités, les modifications qu'il subit par l'influence de la respiration. On rattache ordinairement ce bruit de souffle à une endocardite, nous disait M. Potain à propos de ce malade, et l'erreur est d'autant plus facile que si, dans le cas actuel, on faisait l'autopsie, on trouverait probablement du boursouflement des valvules.

On voit par le fait qui précède combien il importe de préciser le siége et les caractères propres du souffle.

Quant au *souffle fébrile,* la question est plus difficile à juger, et elle l'est d'autant plus que, sous cette dénomination commune, les auteurs ont décrit des phénomènes absolument différents. En fait, on peut voir se produire dans la fièvre au moins deux variétés principales de bruits anormaux. Tantôt le souffle paraît à une époque variable de la maladie, souvent à la fin, et traduit alors, soit un état d'anémie générale, soit une altération du myocarde. Cette dernière éventualité est la plus rare, non pas que la dégénérescence du muscle cardiaque soit rare dans ces conditions, mais parce que le plus ordinairement, loin de donner lieu à un souffle, elle se manifeste plutôt par un affaiblissement des bruits du cœur.

D'ailleurs ce souffle, lorsqu'il existe, a des caractères spéciaux ; il est, suivant MM. Desnos et Huchard qui l'ont plus particulièrement étudié, doux, profond, diffus, transitoire et migrateur ; enfin il s'accompagne souvent de phénomènes caractéristiques d'adynamie cardiaque.

Dans un second groupe de cas, le souffle coïncide avec la fièvre, augmente d'intensité, puis diminue et disparaît avec elle. Qu'on l'explique alors, comme M. Parrot, M. Sée, M. Marey, par des modifications dans la circulation se rattachant à la paralysie vasomotrice, ou comme Stokes par une contraction irrégulière des fibrilles musculaires, qu'on le rattache avec Friedreich à une anomalie de la tension et de la vibration des valvules résultant d'une innervation anomale du muscle cardiaque ; ou enfin avec MM. Desnos et Huchard à des contractions énergiques du cœur provoquées et entretenues par le fait même de l'éréthisme du système circulatoire, le fait essentiel pour nous, c'est que ce souffle est *directement lié au mouvement fébrile*, dont il doit suivre les oscillations.

Ainsi donc, au point de vue du diagnostic, il faut se rappeler que, sous le nom de murmure fébrile, on a compris non-seulement le souffle fébrile vrai, mais encore, dans certains cas, le souffle anémique, le souffle myocardiaque, et peut-être bien aussi le souffle extra-cardiaque ; car je ne suis pas bien convaincu que les auteurs n'aient pas décrit quelquefois comme souffles fébriles se rattachant aux conditions de la circulation des bruits de souffle qui se passaient en dehors du cœur.

Après avoir indiqué d'une façon générale les causes d'erreur qu'il faut savoir éviter dans l'appréciation des faits, il serait fastidieux et il est, je crois, inutile d'entrer dans le détail de chacune des observations que j'ai rapportées. Pour la plupart d'entre elles, ce contrôle a eu lieu ; quelques-unes seulement me paraissent commander certaines réserves.

Caractères cliniques de l'endocardite dans l'érysipèle.

L'existence de manifestations cardiaques dans le cours de l'érysipèle me paraît établie par les observations qui précèdent. Quelques-unes, il est vrai, ne sont peut-être point parfaitement démonstratives, parce que les antécédents ne sont pas indiqués avec assez de précision ; mais, pour le plus grand nombre des cas, j'ai pu constater que les malades ne présentaient dans leur passé aucune trace d'une affection qui ait pu prédisposer à une lésion cardiaque ; et dès lors, il m'a semblé que j'étais en droit d'attribuer à la maladie actuelle, c'est-à-dire à l'érysipèle, l'origine de cette lésion, surtout lorsqu'elle évoluait en même temps que la détermination cutanée.

Quant à la nature de ces lésions, elles me paraissent se rapporter à l'endocardite ou d'une façon plus générale à l'endopéricardite (1).

J'ai maintenant à rechercher, par l'analyse des faits, quels sont les caractères de ces manifestations cardiaques.

Si, au lieu d'observations en petit nombre et quel-

(1) Comme je l'ai déjà indiqué, je laisse de côté, pour le moment, les lésions du myocarde qui peuvent être observées dans le cours de l'érysipèle ; j'y reviendrai plus tard.

que peu disparates, j'avais pu faire l'examen comparé d'un grand nombre de cas d'érysipèle observés dans des conditions identiques, je pourrais peut-être arriver à une statistique rigoureusement exacte; mais, avec les matériaux que je possède, je ne puis guère donner que des résultats approximatifs, préférant à une exactitude illusoire une appréciation moins précise, mais plus sincère.

Sur la *fréquence* de ces manifestations cardiaques, je ne puis rien dire d'absolu; cependant je les crois beaucoup moins fréquentes que ne semblait le dire M. Ernest Besnier dans un de ses rapports à la *Société médicale des hôpitaux* (1), et d'après les faits que j'ai observés depuis deux ans, je crois être dans les limites de la vérité en disant que, sur dix cas d'érysipèle, on trouve une ou deux fois des manifestations évidentes. J'élimine, du reste, un certain nombre de faits où l'auscultation révéla un léger souffle, mais dont l'interprétation doit être réservée.

Je ne pourrais pas dire davantage si les accidents du côté du cœur sont plus fréquents dans les érysipèles graves que dans les érysipèles d'apparence bénigne, dans ceux qui s'accompagnent d'un mouvement fébrile intense que dans ceux qui sont presque apyrétiques. En effet dans quelques-unes de mes observations (par exemple obs. 10, 17), l'érysipèle était très-léger et pourtant les phénomènes cardiaques furent très-accusés. D'autre part, j'ai observé des érysipèles très-graves sans lésions cardiaques.

(2) *Rapport sur les maladies régnantes.* — *Union médicale* du 5 août 1873.

La fréquence de ces lésions ne paraît pas davantage être en rapport avec l'étendue de l'éruption. Dans la 9e observation, l'érysipèle débutait à peine, que déjà on constatait des signes d'endo-péricardite.

L'état morbide du malade antérieurement à l'érysipèle exerce-t-il une influence prédisposante ? Pour le rhumatisme, la chose est bien possible, et les observations de M. Duroziez tendraient à le prouver. Il cite entre autres, le fait d'un malade ayant eu une endocardite rhumatismale et chez lequel l'érysipèle « ranima l'endocardite. » Dans l'observation 8, nous voyons aussi, à l'occasion d'un érysipèle, une endocardite aiguë se developper sur un cœur déjà malade. Enfin, je ferai remarquer que trois de mes observations ont trait à des sujets scrofuleux et dans deux de ces cas, il y eut un contraste frappant entre la gravité de la lésion cardiaque et la bénignité de l'érysipèle. Est-ce une coïncidence ? Y a-t-il rapport de cause à effet ? Je ne saurais le dire. D'ailleurs, je le répète, la solution de toutes ces questions exigerait la comparaison d'un grand nombre de faits.

L'endocardite dans l'érysipèle est, en général, absolument latente et doit le plus souvent rester méconnue, si l'on n'ausculte pas le malade.

Dans un petit nombre cas, il y a eu quelques palpitations, un peu de dyspnée ; mais ces troubles fonctionnels, même assez accentués, ne sont point pathognomoniques. Parfois une légère élévation de température a paru coïncider avec l'apparition d'un souffle au cœur, mais elle n'a jamais été très-marquée et ne peut pas non plus être considérée comme caractéristique: «Au total, ainsi que le dit M. Jaccoud (1), abstraction faite de quelques cas exceptionnels, l'endocardite est du nombre des maladies qui ne se dénoncent pas elles-mêmes, elle veut être cherchée ; elle n'est saisie que par l'exploration directe. »

C'est donc à l'auscultation par les *modifications des bruits du cœur* que s'est ordinairement révélée l'endocardite, et le fait le plus général est l'existence d'un souffle au premier temps et à la pointe. Le premier bruit cardiaque a toujours, en effet, été trouvé altéré, masqué plus ou moins par le bruit morbide ; le second bruit parut quelquefois un peu modifié dans son timbre, plus accentué et plus fortement frappé qu'à l'état normal. Dans quelques cas, il existait un dédoublement du deuxième bruit et dans l'observation 3, le phénomène est d'autant plus intéressant que l'on vit se succéder ou mieux alterner le bruit de souffle du premier temps et le dédoublement du deuxième bruit.

Le bruit de souffle du premier temps, quelquefois perceptible dans une assez grande étendue de la région cardiaque, était le plus souvent limité à la pointe, ou du moins avait son maximum à ce niveau ; parfois il existait en même temps un souffle à la base, différant évidemment de celui de la pointe, mais je trouve une seule fois (obs. 11) un souffle limité exclusivement à la base (2).

Quelquefois assez doux, ailleurs plus ou moins rude, râpeux, ayant parfois un caractère musical, le

(1) *Traité de pathologie interne*, 1869, t. I, p. 615.

(2) J'ai déjà dit pourquoi je considérais ce fait comme un exemple d'endocardite dans l'érysipèle, bien que, d'une façon générale, l'existence d'un souffle à la base doive inspirer quelque doute.

bruit de souffle présenta, sous le rapport du timbre, une certaine diversité ; on le vit, du reste, dans quelques cas, se modifier d'un jour à l'autre.

Je trouve également, dans l'époque d'apparition de ce souffle, d'assez grandes variétés ; tantôt il débuta vers le troisième, le cinquième jour, c'est-à-dire au moment où l'éruption cutanée était à son maximum d'intensité, ailleurs vers le dixième, alors que l'érypèle était à son déclin. Dans un cas (obs. 4), le souffle apparut au onzième jour, l'érysipèle étant terminé depuis trois jours au moins.

Enfin plusieurs malades, à leur entrée à l'hôpital, présentaient déjà quelques modifications des bruits normaux. Dans ces cas, on le comprend, l'époque d'apparition du souffle n'a pu être déterminée ; cependant on peut penser qu'il suivit alors de très-près le début de l'érysipèle. Dans les observations 1 et 12, par exemple, l'éruption datait de la veille au plus tard, et pourtant on trouvait déjà un souffle assez intense. Dans l'observation 9, il n'y avait pas encore vingt-quatre heures que le malade avait été pris des premiers accidents ; le nez était seulement un peu rouge, et l'on pouvait déjà constater des signes évidents d'endo-péricardite, signes qui, du reste, s'accusèrent encore plus le lendemain et les jours suivants. Enfin, dans l'observation de M. Gueneau de Mussy (20e), s'il était bien démontré qu'il s'agit d'une endocardite, la manifestation sur l'endocarde aurait précédé la détermination cutanée.

La *durée* pendant laquelle a persisté le souffle est également variable. Dans un bon nombre de cas, au bout de quelques jours, le souffle disparaît. M. Jaccoud avait même pensé que ces cas étaient les plus fréquents, aussi nous disait-il en 1872, dans ses cliniques de l'hôpital Lariboisière : « Je n'ai pas encore vu un seul cas dans lequel l'endocardite de l'érysipèle soit devenue le point de départ d'une lésion valvulaire persistante... Elle arrive ordinairement à une résolution parfaite. » Plus tard, il est vrai (*Gaz. heb.*, 1873), il ajoutait : « L'observation ne me permet plus un jugement aussi favorable. » En effet, si le plus ordinairement l'endocardite se termine par résolution, il n'en est pas ainsi dans tous les cas.

Cette *terminaison* par résolution peut, du reste, précéder la terminaison de l'éruption cutanée, coïncider avec elle, ou se faire attendre encore quelques jours. Ailleurs, comme dans la première observation, la résolution tarde plus encore, mais finit par se faire. Enfin quelques faits dans lesquels le malade a pu être suivi pendant un certain temps après la guérison de l'érysipèle, autorisent à penser que l'endocardite peut laisser une lésion persistante. J'ai rapporté un fait (p. 49) dans lequel des accidents cardiaques graves succédèrent à un érysipèle ; mais je n'oserais les rattacher à cette maladie. L'observation n'est pas suffisamment concluante à cet égard.

Quelquefois on a pu percevoir un certain frémissement à la main ; mais, en général, l'impulsion cardiaque était tout au plus un peu exagérée.

Le *pouls* n'a point ordinairement présenté de caractères particuliers. Sa fréquence a été très-variable, ordinairement assez grande, mais d'ailleurs comme dans tous les cas d'érysipèle. Chez la malade de la première observation, le pouls, vers la fin de la maladie, parut un peu irrégulier. Cette irrégularité, constatée au sphygmographe, était-elle le fait de la lésion du cœur? J'en doute beaucoup, et j'inclinerais bien plus à y voir un phénomène de convalescence. Quelques jours plus tard, le pouls était redevenu régulier.

Comme on a pu le voir par les observations, l'endocardite s'est montrée beaucoup plus fréquente que la PÉRICARDITE ; celle-ci a presque toujours été très-légère, limitée et ordinairement associée à l'endocardite. Dans ces cas, on a observé tantôt un léger bruit de frottement, tantôt du bruit de galop, tantôt ces deux phénomènes réunis. Cette péricardite est ordinairement restée à l'état de péricardite sèche. Pourtant, dans quelques cas terminés par la mort, il y a eu un épanchement plus ou moins abondant.

Dans un certain nombre de faits, la lésion cardiaque a coïncidé avec d'*autres manifestations viscérales*.

C'est là un fait accessoire et sur lequel je crois inutile d'insister longuement; ainsi l'albuminurie est souvent notée dans mes observations, mais on sait combien il est fréquent de trouver de l'albumine dans l'urine des érysipélateux.

Dans plusieurs cas, on trouve signalée l'existence d'une diarrhée plus ou moins intense pendant quelques jours. Or, d'après la plupart des auteurs, la constipation serait habituelle dans l'érysipèle. Cette opinion est peut-être un peu exclusive. En effet, j'ai vu assez souvent, dans le cours de l'érysipèle avec ou sans manifestation cardiaque, apparaître une diarrhée, quelquefois très-abondante, et cela même dans des cas où elle ne pouvait être rattachée à une purgation. C'est ainsi qu'au mois de mai 1872, j'ai vu, dans le service de M. Jaccoud, une femme atteinte d'érysipèle de la face, et traitée exclusivement par le vin de quinquina, être prise d'une diarrhée des plus abondantes. Les selles étaient simplement séreuses, et ne renfermaient ni sang, ni mucus, ni fausses membranes, ni débris de muqueuse, comme on l'a quelquefois signalé (Gubler, Vidal).

Assez souvent, en même temps que l'endocardite, on a observé des symptômes de bronchite ou de congestion pulmonaire. Dans quelques observations (5, 6, 7, 13), on a même vu ces phénomènes précéder l'endocardite, comme s'il y avait une relation entre les deux déterminations.

Je ne le crois pas cependant, et d'ailleurs, dans les recherches que j'ai dû faire à l'occasion de mon travail, j'ai trouvé signalées avec une fréquence véritablement très-grande, soit pendant la vie, soit après la mort, des altérations pulmonaires. Dans tous ces cas (et quelques-unes de mes observations le démontrent de la façon la plus nette), ces lésions prédominaient à la base des poumons et présentaient quelque analogie avec celles qu'on observe dans la fièvre typhoïde. Je dois dire pourtant qu'elles ont rarement acquis la même importance que dans cette dernière maladie.

Quant aux phénomènes cérébraux, il est assez rare qu'ils aient été très-intenses dans les faits que j'ai rapportés. Ils paraissent avoir été beaucoup plus fréquents dans les cas de lésions du myocarde.

L'endo-péricardite qui se développe dans le cours de l'érysipèle présente ordinairement un *pronostic* bénin. Le plus souvent les phénomènes cardiaques avaient disparu sans laisser de traces au moment où la desquamation se faisait. Pourtant la mort peut survenir soit par le fait de la lésion cardiaque, comme cela paraît avoir eu lieu dans l'obs. 17, soit par le fait d'une lésion concomitante (myocardite, etc.). Enfin, il ne faut pas oublier que, dans quelques cas, l'endocardite a paru laisser une lésion persistante. Aussi, malgré la bénignité habituelle de cette manifestation, convient-il de la surveiller et de lui opposer un traitement approprié si elle est suffisamment caractérisée.

CHAPITRE II.

DES LÉSIONS DU MYOCARDE DANS L'ÉRYSIPÈLE.

Les lésions du myocarde dans l'érysipèle sont, en quelque sorte, moins spécifiques que celles qui portent sur l'endocarde ou le péricarde et présentent une grande analogie avec les altérations qu'on a signalées dans la variole, la fièvre typhoïde et autres maladies fébriles. Aussi l'étude de ces lésions m'occupera-t-elle beaucoup moins que celle des manifestations endo-péricardiques.

Du reste, elles ne sont encore connues que par un très-petit nombre de faits. Ponfick, dans l'étude qu'il fit en 1866 d'une épidémie d'érysipèle chirurgical (1), relate quelques cas dans lesquels il a trouvé le muscle cardiaque altéré : le cœur présentait une mollesse caractéristique, et au microscope on constatait un état de tuméfaction trouble des fibres musculaires, dont la striation était confuse.

(1) *Deutsche Klinik*, 1867.

M. Hayem (1) a aussi observé un cas d'érysipèle ambulant avec lésion des fibres musculaires, et ces lésions paraissent avoir été analogues à ce qu'elles sont dans les autres maladies qu'il étudie (variole, fièvre typhoïde, scarlatine, tuberculose miliaire, ictère grave, etc. etc.).

Enfin, dans les cas que j'ai pu examiner (2), j'ai trouvé aussi une analogie frappante avec les lésions du cœur que j'avais déjà vues dans la fièvre typhoïde et la variole, et particulièrement sur plusieurs des pièces qui ont fait l'objet du mémoire de MM. Desnos et Huchard.

Ces lésions du cœur paraissent être de deux ordres : tantôt il y a une myocardite véritable, tantôt une dégénérescence graisseuse simple ; mais la distinction entre ces deux états anatomiques est, de l'aveu même des histologistes les plus autorisés, fort délicate et pour quelques-uns même la stéatose aiguë, survenant dans ces conditions, doit être considérée comme étant de nature inflammatoire (3).

Les lésions du myocarde coïncident généralement avec des lésions analogues dans les muscles et avec une dégénérescence graisseuse du foie et des reins, et à ce sujet je dois signaler une faute que l'on doit éviter : c'est celle qui consisterait à attribuer à l'érysi-

(1) Des myosites symptomatiques. *Arch. de physiologie*, 1870, p. 86.

(2) V. obs. V et XXV. J'ai observé un troisième fait presque semblable à cette dernière observation.

(3) Il importe d'ailleurs beaucoup de ne pas confondre cet état pathologique des fibres musculaires du cœur avec l'état normal. On sait, en effet, que ces fibres ont toujours une striation beaucoup moins nette que les fibres des muscles et qu'elles présentent constamment quelques granulations.

pèle des lésions qui sont le fait de l'alcoolisme ou d'autres états morbides analogues. Il peut y avoir du reste tout à la fois cette double influence ; et plusieurs faits (1) montrent que les dégénérescences graisseuses du foie et des reins sont beaucoup plus fréquentes chez les alcooliques dans le cours des maladies fébriles.

Quant à la symptomatologie de ces lésions cardiaques, elle est encore à faire. L'analogie seule permet de penser qu'elles donnent lieu aux mêmes symptômes que dans les cas de fièvre typhoïde, de variole, etc. Mais on ne peut encore faire sur ce point que des conjectures; peut-être y a-t-il dans quelques cas (2) un souffle avec les caractères que MM. Desnos et Huchard ont admis pour la myocardite varioleuse; peut-être observe-t-on quelquefois les modifications des bruits du cœur que Stokes a décrites dans la fièvre typhoïde ; mais ailleurs on ne trouve aucune altération appréciable de ces bruits. Il en fut ainsi, par exemple, dans l'observation que je rapporte plus loin.

L'exploration du pouls peut avoir plus d'importance et, si l'on constate une faiblesse, une irrégularité, un rhythme polycrote des pulsations, on pourra, avec plus de raison, admettre une dégénérescence du muscle cardiaque.

Observation XXV (personnelle).

Érysipèle de la face. — Phénomènes cérébraux. — Mort. — Dégénérescence graisseuse du cœur, du foie et des reins. — Congestion intense des méninges et des poumons.

Mad......, sculpteur, âgé de 30 ans, entre le 28 juin 1873 à l'Hôtel-Dieu, salle Saint-Julien, nº 18 (service de M. Fauvel).

(1) Lassaigne. Thèse de Paris, 1870, p. 15.

(2) Le souffle léger constaté dans l'obs. V avait peut-être cette origine.

C'est un homme vigoureux, qui dit n'avoir jamais été malade et prétend n'avoir jamais fait d'excès alcooliques; cependant l'état de légère agitation dans lequel il est le soir de son entrée à l'hôpital, ne permet pas de compter absolument sur l'exactitude de ces renseignements.

Dans la nuit du 22 au 23 juin, il fut pris de douleurs dans la tête, en particulier dans la région occipitale. Le lendemain matin, c'est-à-dire le lundi 23, il s'aperçut que l'oreille gauche était volumineuse. Les jours précédents, il était très-bien portant, n'avait point eu de mal de gorge, point de douleurs dans l'oreille. Il ne croit pas non plus avoir eu de plaie ou d'écorchure quelconque. Le lundi, il fut pris de vomissements qui continuèrent le lendemain. Ce jour-là, il alla à la consultation de l'hôpital Saint-Antoine. On lui prescrivit un purgatif et des cataplasmes sur la figure. Il eut à la suite de ce purgatif des selles abondantes qui ont continué jusqu'à hier soir. Depuis cette époque, le gonflement de la face a augmenté.

Le 28, soir. L'érysipèle (car c'en est un avec tous ses caractères) occupe le nez et le côté droit de la face. Les paupières de ce côté sont notablement tuméfiées, de sorte que l'ouverture palpébrale est presque nulle. A gauche, la tuméfaction s'étend seulement jusqu'à la moitié de la joue. Les parties envahies présentent une rougeur des plus vives et un gonflement considérable. Les limites de l'érysipèle sont sur le front et sur la joue gauche, marquées par un bourrelet très-net. Ganglions sous-maxillaires tuméfiés.

Un peu de rougeur de la muqueuse buccale, mais en somme pas d'érysipèle du pharynx.

La langue est à peu près nette, seulement un peu blanche au centre et vers la base. Six épistaxis dans la journée d'hier, deux aujourd'hui.

Pas de selles depuis hier.

Le malade ne tousse pas. *Bruits du cœur nets*, le premier un peu vibrant, mais sans trace de souffle. Pointe du cœur dans le cinquième espace intercostal.

Il n'y a pas de délire, mais une certaine *incohérence dans les réponses*, quelques mouvements mal assurés. La fièvre est intense. P. 118. T. ax. 40,7. Resp. 36.

Le 29, matin. Nuit tranquille, quelques rêvasseries. Pas de selles. L'oreille droite est complètement envahie. Urine foncée peu abondante, avec un très-*léger trouble albumineux*. P. 112. T. 39,8. Resp. 28. — Pr. Éméto-cathartique (sulfate de soude, 30 gr.; tartre stibié 0,05), bouillon.

Soir. P. 124. T. 39,8. Deux vomissements et une selle depuis ce matin. L'oreille gauche est sur le point d'être envahie par l'érysipèle. — Phlyctènes sur la joue gauche. Le front est complètement pris, et le cuir chevelu commence à se prendre en avant. Du reste rien de nouveau. Bruits du cœur nets; le premier, vibrant vers la base, est peut-être un peu sourd à la pointe. Pas de souffle. Rien à l'auscultation des poumons.

Le 30, matin. Selles assez abondantes dans la nuit; ce matin, il y a un ballonnement assez marqué. Un peu d'agitation cette nuit. Pas de délire. La face est un peu moins rouge et moins tuméfiée, mais l'oreille gauche est prise, et sur toute la moitié antérieure du cuir chevelu la pression est douloureuse. P. 112. T. 39,3. L'urine se trouble à peine par la chaleur ou l'acide nitrique; mais avec l'acide on obtient une coloration verdâtre, puis brune (l'urine est déjà par elle-même très-foncée). Avec la teinture d'iode, liséré vert très-pâle. Cependant il n'y a pas de coloration ictérique de la peau ni des conjonctives. — Inf. de tamarin, 15 gr., avec crème de tartre, 15 gr.

Soir. Le malade paraît un peu plus agité, répond assez mal et se remue dans son lit. La tuméfaction de la face diminue au centre. Les phlyctènes sont desséchées. Rien de nouveau à l'auscultation. P. 120. T. 39,6. R. 30.

Le 1er juillet. Le malade a eu du *délire* toute la nuit; on a dû l'attacher. Ce matin il est encore très-agité. L'auscultation, difficile par ce fait, n'apprend rien de nouveau. La face est rouge, un peu vultueuse, mais affaissée; les oreilles sont flasques; le cuir chevelu seul est tuméfié. L'aspect de la face est, en somme, très-différent de ce qu'il était hier. (La sœur du service, très-intelligente, a été très-frappée de cette modification, sur laquelle elle attire l'attention.) Mais le cuir chevelu, dans toute son étendue, est le siége d'une tuméfaction notable. Il est difficile, en raison du délire, de savoir s'il y a de la douleur à la pression. La langue est sèche, le ventre ballonné. Pas de selles dans la nuit; hier le maade avait été très-abondamment. Les conjonctives injectées paraissent un peu jaunâtres. Pupilles à peu près normales. *L'urine* présente, avec la teinture d'iode, une *coloration verte* des plus nettes. Avec l'acide nitrique, on obtient également la réaction du pigment biliaire. A peine un léger trouble albumineux. Cercle d'urates très-épais. P. 124. T. 39,4. — Pr. Potion avec 3 gr. de chloral. Une cuillerée toutes les deux heures.

A midi. Le malade a commencé à devenir moins agité, puis, au bout de quelques heures, est tombé dans un état de *somnolence* qui, à cinq heures du soir, est presque du coma.

Soir. Tuméfaction assez notable du côté gauche du cou. La face est comme desséchée, le cuir chevelu toujours très-empâté. Pas de selles depuis hier soir. *Ballonnement* marqué. Langue sèche. *Res-*

piration fréquente (56), un peu pénible. A l'auscultation, rien de bien net. Quelques râles à la base droite, mais très-peu abondants. Bruits du cœur un peu sourds à la pointe, mais sans modification bien notable de l'état normal. Le premier bruit est fort, un peu vibrant vers le troisième espace intercostal gauche. P. 124. T. 39,9. — Lavement purgatif.

Le 2. Le malade est dans le *coma* le plus complet. Cependant, lorsqu'on lui met des boissons dans la bouche, il avale encore assez bien. La *tuméfaction*, notée hier soir sur le côté gauche du cou, est beaucoup plus marquée, s'avance vers la région parotidienne, de sorte que l'on pourrait croire à l'existence d'une parotide. Pourtant cette tuméfaction est beaucoup plus marquée un peu plus bas, sur la partie supérieure de la région du sterno-mastoïdien. La partie postérieure du cuir chevelu et supérieure de la nuque est empâtée, et la pression en ce point provoque des mouvements du malade.

La respiration est fréquente ; la dyspnée assez marquée. Cependant l'auscultation révèle seulement quelques râles. Les bruits du cœur sont difficilement entendus, mais il ne paraît pas y avoir de bruit de souffle. Le pouls est assez faible et présente par moments (assez rarement du reste) quelques irrégularités. Râle trachéal pas de selles avec le lavement ; le ventre est ballonné. Pr. : 30 sangsues derrière l'oreille gauche puis l'oreille droite ; calomel 1 gr. scammonée, 0,50, en deux paquets.

Le malade meurt à une heure, sans avoir présenté rien de nouveau qu'un embarras croissant de la respiration.

Autopsie faite le 4 juillet à 8 heures du matin. (Malgré la température assez élevée et l'époque de la mort, le cadavre n'est pas trop altéré.)

Les téguments du crâne sont le siége d'une infiltration séro-sanguine, surtout abondante à la région postérieure. En ce point ils se décollent très-facilement des os. Sous le sterno-mastoïdien, du côté gauche, infiltration séro-sanguine très-prononcée (c'est là qu'on été appliquées les sangsues). Les ganglions sont un peu augmentés de volume.

La dure-mère est un peu injectée, mais la pie-mère est le siége d'une congestion des plus intenses, congestion qui par places ressemble à de l'hémorrhagie. Cependant il n'y a pas de sang extravasé, sauf dans quelques points au niveau du cervelet. En détachant la pie-mère de l'encéphale, on enlève en certains points avec elle une légère couche de substance nerveuse. Léger piqueté du tissu de l'encéphale. Peu de liquide dans les ventricules. Les sinus sont tuméfiés, remplis d'un sang noirâtre, liquide. Ils ne contiennent pas de caillots.

Le péricarde contient environ une cuillerée de liquide séro-sanguinolent, un peu louche. Pas d'altération du feuillet viscéral ni du feuillet pariétal. Le *cœur* est mou, flasque, et son tissu présente à la coupe une coloration jaunâtre feuille-morte. Les cavités ne renferment qu'une petite quantité de sang liquide; pas de caillots. L'endocarde est teint en rouge très-foncé par le sang. La valvule mitrale ne présente, pas plus que les autres valvules, ni rugosités, ni aucune lésion d'apparence inflammatoire. Aorte saine.

Le poumon du côté droit est dans toute sa hauteur, mais surtout à la base, le siége d'une congestion intense, congestion hémorrhagique dans le lobe inférieur, tellement que le poumon qui ne crépite plus, va au fond de l'eau. Du côté gauche le lobe supérieur, très-emphysémateux, est seulement un peu congestionné. Le lobe inférieur est, au contraire, le siége d'une congestion très-marquée, de sorte que la limite entre les deux lobes s'accuse par un changement de coloration des plus nets.

La rate est très-grosse, un peu *molle*. A la coupe elle offre une apparence analogue à celle qu'on trouve dans la fièvre typhoïde.

Le foie, dont le volume est à peu près normal, présente une teinte jaunâtre caractéristique; il paraît à l'œil nu très-graisseux; un fragment jeté dans l'eau tombe très-lentement.

Les reins sont volumineux, congestionnés; la couche corticale, dont la coloration est jaunâtre, paraît comme hypertrophiée.

Les muscles pectoraux et les muscles de l'abdomen paraissent sains; leur couleur est d'un beau rouge.

Examen microscopique: 1° à l'état frais. Les fibres musculaires du cœur paraissent remplies de granulations graisseuses. Disséminées dans toute l'épaisseur de la fibre, ces granulations forment cependant çà et là des agglomérations dont la disposition générale est longitudinale, et qui semblent s'être faites surtout autour des noyaux. La striation a, en grande partie, disparu; les fibres sont un peu fragiles, mais beaucoup moins que je ne l'ai vu dans d'autres cas de variole ou d'érysipèle, et particulièrement dans l'observation V. Les noyaux que fait apparaître le picro-carminate ne sont pas plus nombreux qu'à l'état normal.

L'examen d'une portion du muscle droit antérieur de l'abdomen ne fait pas constater de lésion bien manifeste. Dans la plupart des fibres, la striation est des plus nettes; dans quelques-unes elle est seulement un peu confuse; ailleurs on remarque une tendance à la division en blocs quadrangulaires.

Foie. Les cellules hépatiques sont gorgées de granulations graisseuses; elles ont une forme globuleuse et ont perdu toute transparence.

Le noyau est complètement masqué par ces granulations. On retrouve du reste dans la préparation beaucoup de gouttelettes graisseuses libres et des débris de cellules.

Sur un fragment de foie qu'on a fait durcir dans l'alcool, la graisse s'est rassemblée dans les cellules sous forme d'une grosse goutte très-fortement réfringente, et sur les bords de laquelle le noyau est refoulé. Cette disposition donne à l'ensemble de la préparation l'apparence d'une coupe de moelle de sureau. On distingue seulement çà et là, sur la préparation traitée par le picro-carminate et examinée à un faible grossissement, quelques amas rouges représentant les vaisseaux qui ne paraissent pas altérés.

Les cellules du *rein* sont aussi altérées, mais sont beaucoup moins granuleuses que celles du foie. Cette altération porte surtout sur les cellules de la couche corticale, celles de la couche médullaire étant presque normales.

Les glomérules paraissent sains, ainsi que le tissu conjonctif interstitiel et les vaisseaux. Sous l'influence de la macération dans l'alcool, les cellules du rein ne se sont pas modifiées notablement.

CHAPITRE III.

PATHOGÉNIE DES TROUBLES CARDIAQUES DANS L'ÉRYSIPÈLE.

Quelle signification convient-il d'attribuer aux manifestations cardiaques dans l'érysipèle ?

Telle est la question qui se pose maintenant.

Comme je l'ai fait pressentir au début de ce travail, je n'entends point discuter si l'endocardite qu'on observe dans ces circonstances mérite bien le nom d'érysipélateuse. C'est un sujet délicat, pour lequel l'expérience et les observations me font également défaut ; je le laisse complètement de côté.

Mais il est un autre point sur lequel les faits que j'ai pu réunir nous renseigneront peut-être un peu mieux. Ce point est le suivant : les troubles cardiaques de l'érysipèle sont-ils une manifestation de l'état général, ou bien sont-ils seulement un effet à distance de l'éruption cutanée ? Quelques exemples fixeront mieux le sens de ces mots.

On sait que, dans les brûlures étendues, on observe souvent des lésions viscérales plus ou moins intenses, lésions de nature congestive, qui se rapprochent jusqu'à un certain point des manifestations viscérales de l'érysipèle.

Dans certaines affections cutanées occupant une grande étendue de téguments, on a pu observer aussi des lésions analogues à celles des brûlures, à celles de l'érysipèle ; on a même vu des affections cardiaques, et l'observation suivante est, à cet égard, des plus intéressantes.

Observation XXVI résumée (Henrot). (1)

Eczéma généralisé avec retentissement viscéral.

B., 51 ans, entré le 4 février pour un eczéma datant de six mois.

3 mars. Poussée d'eczéma très-violente.

Le 9. Bronchite généralisée ... « Aussitôt l'apparition de troubles espiratoires, l'éruption, qui était si active, qui fournissait une quantité si considérable de liquide, cesse et finit rapidement par ne plus donner lieu à aucun écoulement de sérosité. Les accidents du côté des poumons vont toujours en augmentant.... »

Le 12. Pneumonie du sommet droit.

Les jours suivants, l'état du malade est toujours des plus alarmants ; pneumonie du sommet droit très-accentuée. Râles disséminés dans toute la poitrine, de tout calibre. Gêne extrême de la respiration dans les quatre derniers jours. Le pouls est extrêmement petit, très-difficile à compter. Impossible d'ausculter le cœur.

Le 18. Mort.

Autopsie. Pneumonie à l'état d'hépatisation grise. Dans le cœur gauche, caillot fibrineux obstruant complètement la cavité du ventricule et se prolongeant d'un côté dans l'oreillette, de l'autre dans l'aorte. Ce caillot est, sur presque tous les points, adhérent à l'endocarde qui est blanchâtre, *dépoli.* Sang très-épais. Néphrite double.

(1) Bull. de la Soc. anat., 1865, p. 165.

Sur la vessie, nombreuses taches ecchymotiques. Muqueuse uréthrale très-congestionnée. Intestins très-congestionnés. « On peut remarquer la coïncidence de la suppression de la poussée suraiguë de l'eczéma avec l'apparition de la bronchite généralisée, de la pneumonie double, de l'endocardite, de la néphrite double, de la congestion des intestins.

Les taches ecchymotiques de la vessie, la congestion très-considérable de la muqueuse uréthrale sont entièrement dues à l'action des cantharides. La néphrite est-elle sous la dépendance de la même cause, ou bien est-elle née sous la même influence que la bronchite, la pneumonie, l'endocardite ? »

M. Brouardel. — «L'existence de lésions viscérales n'est pas rare dans l'eczéma étendu.

J'ai eu l'occasion de voir récemment un malade chez qui un eczéma, occupant presque toute l'étendue de la peau, s'est accompagné de péricardite violente. »

Stokes rapporte aussi (1) un cas de péricardite sèche survenant à la suite de la disparition d'une affection cutanée (de nature indéterminée).

L'année dernière, mon collègue Lacombe, faisant l'autopsie d'une femme morte avec un pemphigus foliacé datant de deux mois, trouva des ulcérations de l'intestin et, en examinant le cœur, put constater « sur tout le pourtour de l'orifice mitral une ligne de petites végétations grenues qui semblent de date récente. »

Or, tous ces faits de brûlures, d'affections cutanées, d'érysipèle, avec lésions viscérales concomitantes, ont été, par quelques médecins, rapprochés les uns des autres, et pour tous on a voulu admettre un mécanisme identique.

Les opinions émises sur ce sujet sont d'ailleurs fort nombreuses, et, sans les rappeler toutes, je me borne-

(1) Stokes. Traité des maladies du cœur, traduction française, p. 61.

rai à faire remarquer qu'on peut les ranger sous deux chefs :

Pour les uns, les manifestations viscérales sont sous la dépendance plus ou moins directe de la lésion cutanée. En effet, que l'on admette un reflux du sang vers les organes internes, un choc subi par le système nerveux (en raison de l'intensité des douleurs), une action réflexe, ou bien la suppléance par certains organes excréteurs (reins, muqueuses) des fonctions de la peau plus ou moins entravées; ou enfin, que l'on explique certaines lésions localisées par des embolies capillaires parties des points malades, il y a toujours, en somme, une relation nécessaire entre la lésion cutanée et la lésion viscérale; et, comme ce mode pathogénique semble assez admissible pour les brûlures et explique d'une façon satisfaisante la plupart des complications qui surviennent dans ces circonstances, on s'est empressé de l'appliquer à l'érysipèle.

Mais, d'un autre côté, certains auteurs ont voulu rattacher ces lésions internes à l'état général concomitant ou même en précisant davantage, à l'altération du sang, que cet état morbide du sang soit lui-même antérieur à la lésion cutanée, qu'il soit contemporain de cette lésion, ou qu'il en soit seulement la conséquence.

Or, dans l'érysipèle, s'il est bien démontré aujourd'hui que la lésion cutanée est une inflammation et l'on peut même dire un type d'inflammation, il n'en est pas moins vrai qu'il y a autre chose que cet état phlegmasique de la peau. En effet, ainsi que le disent Chomel et Blache (1) :

(1) Dict. en 30 v., art. Erysipèle.

..... « La mobilité de l'érysipèle, les troubles des fonctions digestives qui l'accompagnent souvent, la disproportion qu'on observe quelquefois entre la gravité des symptômes généraux, et le peu d'étendue de la phlogose cutanée, l'insuffisance des moyens antiphlogistiques pour en arrêter le cours, sont autant de motifs qui doivent porter à croire que ces phénomènes inflammatoires dont les téguments sont le siége ne constituent pas toute la maladie. »

En faveur de cette opinion qui considère l'érysipèle comme une maladie générale, *totius substantiæ*, plaident d'ailleurs et l'étiologie (1), et la symptomatologie (2), et même l'anatomie pathologique (3).

Aussi, je crois pouvoir dire qu'il est généralement admis que, dans l'érysipèle, il y a deux choses à considérer : un état local inflammatoire de la peau, et des phénomènes généraux relevant très-probablement d'un état d'altération du sang.

Après ces considérations préliminaires un peu longues, mais qui m'étaient imposées par la nécessité de bien définir les termes, je reviens à la question que je posais au début de ce chapitre : LES TROUBLES CARDIAQUES DE L'ÉRYSIPÈLE SONT-ILS UNE MANIFESTATION DE L'ÉTAT GÉNÉRAL OU BIEN SONT-ILS SEULEMENT UN EFFET A DISTANCE DE L'ÉRUPTION CUTANÉE (4) ? En ce qui con-

(1) Gosselin. Art. *Erysipèle* du Dict. de méd. et chirurg. prat., t. XIV, p. 9.

(2) Gueneau de Mussy, Raynaud, etc.

(3) Vulpian. Soc. de biologie, 1873, et *Gaz. méd.*, p. 9.

(4) Quelques médecins, et parmi eux Trousseau (Clinique médicale, 2e éd., 1865, t. III, p. 391), ont voulu rattacher l'érysipèle au rhumatisme. De là à expliquer par l'influence de la diathèse rhumatismale les manifestations cardiaques dans l'érysipèle, il n'y avait qu'un pas. Mais cette hypothèse, à laquelle M. Duroziez ne

cerne l'*endocardite*, il me semble difficile d'admettre qu'elle soit simplement le résultat éloigné de l'affection cutanée. Je sais bien que, pour les ulcérations du duodénum, M. Larcher (1) et M. Malherbe (2) ont fait intervenir une action réflexe s'exerçant sur les ganglions abdominaux ; je sais bien que le délire a été expliqué d'une façon un peu analogue ; mais, en supposant que cette action réflexe fût bien démontrée pour quelques-unes des manifestations internes de l'érysipèle, il faudrait prouver qu'elle peut s'exercer aussi sur le cœur.

Il y a d'ailleurs une raison plus démonstrative que vont nous fournir les observations rapportées plus haut. Si l'altération cardiaque résultait directement de l'affection cutanée, elle devrait avoir avec elle des rapports de coïncidence plus fréquents. Or, on voit souvent des érysipèles très-intenses, sans qu'il y ait quoi que ce soit du côté du cœur, sans qu'il y ait même de manifestations pulmonaires, intestinales, etc. Ailleurs, au contraire, avec des érysipèles peu étendus, très-peu accentués, le cœur se prend.

La manifestation cardiaque devrait aussi présenter des rapports chronologiques plus précis, apparaître au moment où l'érysipèle est le plus accentué, ou bien, par une sorte de métastase, au moment où il cesse à

paraît pas éloigné de se ranger, ne peut que difficilement être soutenue pour les cas que j'ai en vue, car j'ai eu soin de m'attacher exclusivement aux faits dans lesquels il était impossible de retrouver des traces de la diathèse rhumatismale. Je n'insiste donc pas sur ce point qui, plus tard seulement, lorsqu'on possédera un certain nombre d'observations concluantes, pourra être discuté avec fruit.

(1) *Arch. de méd.*, 1864.

(2) *Journal de médecine de Nantes*, 1865.

la face. Or, si, dans le plus grand nombre des cas, la manifestation cardiaque évolue à peu près en même temps que l'érysipèle, elle peut se montrer alors que l'exanthème est complètement terminé depuis quelques jours (obs. 4), et, ce qui est plus important encore, elle peut apparaître dès le début.

Ainsi, dans la 9e observation, lorsque le malade fut observé, il n'y avait pas encore vingt-quatre heures qu'il avait ressenti les premiers symptômes de la maladie et ils avaient débuté avec une brusquerie caractéristique. L'érysipèle était encore très-peu étendu, il était même tellement peu accentué que, dans l'observation, il est dit : « Il semble que le malade est au début d'un érysipèle de la face. » Et, cependant, l'auscultation révélait déjà du côté du cœur quelques signes qui ne firent que s'accuser davantage les jours suivants. *Il me semble donc véritablement impossible de rattacher les manifestations cardiaques à l'éruption érysipélateuse et l'examen des faits montre nettement qu'elles relèvent de l'état général.*

Quant à la seconde classe de lésions cardiaques, c'est-à-dire celles qui affectent le *myocarde*, elles paraissent bien être indépendantes de l'état des téguments ; mais faut-il les considérer comme des lésions de nature inflammatoire analogues à l'endocardite ? ou doit-on les rapprocher des cas de dégénérescence graisseuse observés dans certains empoisonnements, et qui révèlent simplement un ralentissement de la nutrition ? Faut-il enfin, comme paraissent l'admettre M. Jaccoud et M. Raynaud, les attribuer à l'élévation de la température centrale ? En faveur de cette dernière opinion, on pourrait invoquer ce qui se passe dans la maladie connue sous les noms d'*insolation*, de *coup de chaleur*, etc. (1). Or, dans ces cas, on observe aussi des congestions internes, des ecchymoses en différents points du corps, etc., particulièrement une congestion pulmonaire des plus intenses, telle qu'on ne la trouve à un aussi haut degré dans aucune autre maladie (2). Le cœur est, en général, vide de sang, fortement revenu lui-même, et on peut, comme dans un cas de Baümler (3), constater des ecchymoses sous l'endocarde et le péricarde, en même temps qu'une altération des fibres du cœur, qui sont granuleuses et présentent une striation confuse.

Il est vrai, d'un autre côté, que dans certaines maladies fébriles où ces lésions se rencontrent et, par exemple, dans la fièvre typhoïde, elles ne sont pas toujours en rapport avec l'élévation de la température, et l'on peut en inférer que, si cette condition exerce une grande influence, elle n'est pas seule à agir.

Ces faits sont d'ailleurs très-complexes, et l'on sait par exemple, que les dégénérescences granulo-graisseuses du foie et des reins sont beaucoup plus fréquentes chez les alcooliques, dans le cours des maladies fébriles. Ainsi, tout en accordant à l'élévation de la température une notable importance, il y a certaines autres conditions que, je crois, il ne faut pas négliger et, en première ligne, l'altération du sang qui est le fait de l'érysipèle lui-même.

Du reste, dans d'autres affections générales qui, souvent, ont été, à un autre point de vue, rapprochées

(1) Hestrés. Etude sur le coup de chaleur. Th. de Paris, 1872.
(2) Mac-Clean. In : A system of medicin (Reynolds), t. II, p. 159.
(3) Baümler. *Medical Times*, 1868, p, 118.

de l'érysipèle, il n'est pas très-rare d'observer des lésions du cœur, soit du myocarde, soit de l'endocarde ou du péricarde.

C'est un fait maintenant vulgaire que l'endocardite est fréquente chez les femmes en couche; mais on a trouvé aussi, dans ces conditions, des lésions du péricarde et du myocarde. Plusieurs mémoires récents sur diverses formes de l'infection puerpérale (Quinquaud, D'Espine, etc.) en contiennent des exemples.

Dans la *pyohémie*, le fait a été également constaté. « On peut, dit Bristowe (1), observer des extravasations sanguines sous le péricarde, en particulier au voisinage de la base. On en trouve également dans le tissu du cœur et sous l'endocarde. De plus, en dehors des cas où des abcès, siégeant dans l'épaisseur du myocarde, déterminent par propagation une endocardite ou une péricardite, l'endocarde peut s'épaissir et devenir granuleux par un exsudat inflammatoire interstitiel; sa surface libre peut se recouvrir de végétations; ces végétations se produisent quelquefois sur les valvules. »

Dans un cas de *septicémie par piqûre anatomique*, M. D'Espine signale aussi, entre autres lésions, une dégénérescence granulo-graisseuse des fibres du cœur surtout à droite, et des ecchymoses sous-péricardiques en même temps qu'un léger épaississement, peut-être ancien, de la valvule mitrale (2).

(1) Bristowe. In : A system of medicin (Reynolds), t. I, p. 193. V. aussi : Braidwood, De la pyohémie, traduct. Alling, p. 112 et 168. — Fuller. On diseases of the heart, 1836, p. 65-95. — Pigeaux, Jaccoud, etc.

(2) Bull. de la Soc. anatomique, 1871, p. 57.

Le rapprochement que je signale ici entre l'érysipèle et les diverses formes de la septicémie, relativement aux lésions cardiaques, a d'ailleurs été fait déjà et, par exemple, M. Ernest Besnier, dans le rapport que j'ai cité plus haut, dit à propos du fait qui m'a été communiqué par mon collègue Rendu (obs. 10, p. 32) : « Je saisis, à un autre point de vue, cette occasion d'appeler l'attention de la Société sur ces endocardites secondaires dont on signale aujourd'hui la relation avec toute une série d'affections : la diphthérite, l'érysipèle, l'infection purulente, les fièvres intermittentes elles-mêmes. On se tromperait, croyons-nous, si l'on recherchait la relation qui unit, dans tous les cas, la lésion secondaire à la maladie dans quelques conditions particulières à celle-ci. N'est-il pas évident que, sans négliger les observations particulières, il y a là un grand fait qu'il faut savoir généraliser à toute une série d'affections qui ont pour caractéristique commune une altération du sang, sous l'influence directe de laquelle l'endocarde subit les altérations que les anatomo-pathologistes étudient actuellement avec tant de zèle et de succès. »

(Bull. de la Soc. méd. des hôp. et *Union méd.*, 5 août 1873.)

CONCLUSIONS.

1° On peut observer dans le cours de l'érysipèle des *manifestations du côté du cœur.*

Ces manifestations, sans être très-fréquentes, le sont cependant assez pour qu'on ne puisse les considérer comme le résultat de coïncidences fortuites. Elles sont de deux sortes : tantôt la lésion affecte l'endocarde et, plus rarement, le péricarde ; tantôt elle porte sur le myocarde.

2° L'*endocardite* peut se montrer dès le début de l'érysipèle ; elle peut se développer lorsqu'il est terminé ; mais, dans le plus grand nombre des cas, elle apparaît pendant que l'éruption cutanée est en activité.

Sa durée est variable ; elle disparaît ordinairement à peu près en même temps que l'érysipèle, quelquefois avant lui ; mais elle peut laisser une lésion persistante.

La *péricardite* est plus rare ; elle est ordinairement sèche, limitée et ne s'observe guère qu'associée à l'endocardite ; toutefois, l'endocardite reste le plus souvent isolée. Les faits de péricardite avec épanchement sont presque exceptionnels.

3° La *myocardite* et la *dégénérescence graisseuse* des fibres musculaires du cœur peuvent être observées dans l'érysipèle, comme dans la variole, la fièvre typhoïde et autres affections analogues.

4° Les lésions cardiaques dans l'érysipèle (l'endocardite aussi bien que la myocardite) ne sont point en rapport avec la lésion cutanée, mais elles relèvent directement, au même titre que cette lésion elle-même, du trouble général de l'organisme.

La connaissance de ces lésions confirme le rapprochement que l'on peut établir *entre l'érysipèle et les maladies infectieuses.*

A. PARENT, imprimeur de la Faculté de Médecine, rue M^r-le-Prince, 31.

Clinique médicale, par le Dr NOEL GUENEAU DE MUSSY, médecin de l'Hôtel-Dieu, membre de l'Académie de médecine. Tome 1er, 1 vol. in-8. Prix. 12 fr.
Le tome 2e paraîtra très-prochainement.

Leçons sur la syphilis étudiée plus particulièrement chez la femme, par le Dr ALFRED FOURNIER, médecin de l'hôpital de Lourcine, professeur agrégé à la Faculté de médecine de Paris, 1 fort volume in-8, avec tracés sphygmographiques ; le vol. cartonné. 16 fr.

Leçons sur les maladies du système nerveux, faites à la Salpêtrière par le Dr CHARCOT, professeur à la Faculté de médecine de Paris, recueillies et publiées par le Dr BOURNEVILLE. 1 vol. in-8, avec 25 figures dans le texte et 8 planches en chromolithographie ; le vol. cart. 10 fr.

Traité pratique des maladies du cœur, par FRIEDREICH. Ouvrage traduit de l'allemand par les Drs LORBER et DOYON. 1 v. in-8 cart. 10 fr.

Thérapeutique des maladies de l'appareil urinaire, par les Drs MALLEZ et DELPECH. 1 vol. in-8 cartonné. 8 fr. 50

Traitement préservatif et curatif des sédiments, de la gravelle, de la pierre urinaires et de maladies diverses dépendant de la diathèse urique, par le Dr A. MERCIER. 1 vol. in-12 avec fig. intercalées dans le texte. Cartonné. 8 fr.

La pleurésie purulente et son traitement, par le Dr MOUTARD-MARTIN, médecin de l'hôpital Beaujon. 1 vol. in-8. 4 fr.

De l'embaumement chez les anciens et chez les modernes, et des conservations pour l'étude de l'anatomie, par le Dr SUCQUET. 1 vol. in-8. 5 fr.

Alimentation du cerveau et des nerfs, par le Dr TAMIN-DESPALLES. 1 vol. in-8 avec 3 planches. 7 fr.

Physiologie du système nerveux cérébro-spinal, d'après l'analyse physiologique des mouvements de la vie, par le docteur E. FOURNIÉ, médecin adjoint à l'Institut des sourds-muets. 1 fort volume in-8, cart. en toile. 12 fr.

Recherches expérimentales sur le fonctionnement du cerveau, par le docteur E. FOURNIÉ, etc. 1 vol. in-8, avec 4 planches coloriées. 4 fr.

Leçons sur le strabisme, les paralysies oculaires, le nystagmus, le blépharospasme, professées par F. PANAS, chirurgien de l'hôpital Lariboisière, professeur agrégé à la Faculté de médecine de Paris, chargé du cours complémentaire d'ophthalmologie, etc., rédigées et publiées par G. LOREY, interne des hôpitaux ; revues par le professeur. 1 vol. in-8, avec 10 figures dans le texte. 5 fr.

Traité de médecine légale et de jurisprudence médicale, par le Dr LEGRAND DU SAULLE, médecin de l'hôpital de Bicêtre (service des aliénés), médecin expert près les tribunaux, etc. 1 fort volume in-8. 18 fr.

Traité pratique des maladies des reins, par S. ROSENSTEIN, professeur de clinique médicale à Grœningue, traduit de l'allemand par les Drs BOTTENTUIT et LABADIE-LAGRAVE. 1 vol. in-8. 10 fr.
Cartonné. 11 fr.

Hystérotomie de l'ablation partielle ou totale de l'utérus par la gastrotomie. Etude sur les tumeurs qui peuvent nécessiter cette opération, par J. PÉAN, chirurgien des hôpitaux de Paris, et L. URDY, interne des hôpitaux de Paris. 1 vol. in-8 avec 25 figures dans le texte et 4 planches. 6 fr.

Paris. A. PARENT, imprimeur de la Faculté de Médecine, rue Mr-le-Prince. 31.

www.ingramcontent.com/pod-product-compliance
Ingram Content Group UK Ltd.
Pitfield, Milton Keynes, MK11 3LW, UK
UKHW020938180726
13838UKWH00003B/1020

9 782329 122595